Tu embarazo
y
el nacimiento de tu bebé

Otros títulos de Jeanne Warren Lindsay
(Lista parcial)
Your Baby's First Year
The Challenge of Toddlers
Teen Dads: Rights, Responsibilities and Joys

School-Age Parents: Challenge of Three-Generation Living
Teenage Couples — Expectations and Reality
Teenage Couples — Caring, Commitment and Change
Teenage Couples — Coping with Reality
Pregnant? Adoption Is an Option
Parents, Pregnant Teens and the Adoption Option
Do I Have a Daddy? A Story for a Single-Parent Child

Otro libro de Jeanne Lindsay y Jean Brunelli
Nurturing Your Newborn: Young Parents' Guide
to Baby's First Year
En español: Crianza del recién nacido: Guía para el
primer mes

De Jeanne Lindsay y Sally McCullough
Discipline from Birth to Three

De Jeanne Lindsay y Sharon Enright
Books, Babies and School-Age Parents:
How to Teach Pregnant and Parenting Teens to Succeed

Tu embarazo
y el nacimiento
de tu bebé

Guía para
adolescentes embarazadas

Jeanne Warren Lindsay, MA, CFCS
Jean Brunelli, PHN, MA

Versión en español
de Argentina Palacios

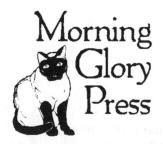

Morning
Glory
Press

Buena Park, California

Tu embarazo y el nacimiento de tu bebé
(En inglés: Your Pregnancy and Newborn Journey)
es parte de una serie de seis libros:
Crianza del recién nacido (En inglés: *Nurturing Your Newborn*)
El primer año del bebé: Guía para padres adolescentes
(En inglés: Your Baby's First Year:
A Guide for Teenage Parents)
The Challenge of Toddlers: For Teen Parents
Discipline from Birth to Three
Teen Dads: Rights, Responsibilities and Joys

Información sobre la catalogación de esta publicación
en la Biblioteca del Congreso disponible si se solicita

ISBN 978-1-932538-42-7

MORNING GLORY PRESS, INC.
6595 San Haroldo Way   Buena Park, CA 90620-3748
714/828-1998   1/888-612-8254
http://www.morningglorypress.com
Impreso y encuadernado en los Estados Unidos de América

Índice de materias

- Los sentimientos cuentan • Visita temprano al proveedor de atención médica • Examen pélvico
- Gastos médicos durante el embarazo • ¡Quédate en la escuela!
- La reacción de tus padres • La relación de madre e hija
- La reacción de tu pareja • Si ya él no está contigo
- Seguridad para mamá y bebé • Las pandillas y el embarazo
- La vida sigue su curso

- Siempre cansada • Náuseas matinales—todo el día
- ¿Dónde está el baño? • ¿Estás mareada?
- Malhumorada y caprichosa • Acidez estomacal
- Estreñimiento • Várices y hemorroides
- Si no puedes dormir • Dolores de espalda
- El bebé se mueve • Señales de peligro

- El embarazo no es permanente

- La esperma y el óvulo se unen • Órganos reproductivos femeninos y masculinos • Las células se dividen
- El segundo mes y el tercero • Termina el cuarto mes
- Las visitas prenatales • Sentirás su movimiento
- El sexto mes – aún no es hora de nacer • Tu bebé engorda

Reconocimientos

Lo más importante para nosotras es el aporte de adolescentes embarazadas y madres y padres que crían a sus hijos, los jóvenes a quienes entrevistamos y cuyo buen juicio se encuentra por todo el libro. Citas de sesenta y un jóvenes aparecieron en la edición de 1991. En 1998 entrevistamos a 54 más y en 2003, unos cuantos más.

Los entrevistados en 1998 y 2003 cuyas citas aparecen en este libro incluyen a Maria Negrete, Gladys Medina, Sonia Leandro, Alysson Hall, Allen Cain, Carlos Smith, Andrea Gonzales, Angelina Rojas, Caroline Quintero, Cecilia Diaz, Danielle Alston, Jason Banks, Janelle Byers, Jill Winkler, Jessica Marquez, Katrina Amaya, Larry Vargas, Francis Hernandes, Laura Lilio, Maria Almarez, Nicole Perez, Rosa Paez, Tiffany Torrez, Tina Mondragon, Yvette Aguirre, Antonee Williams y Monica Gandara. Las citas de otros y el reconocimiento aparecen en la serie de Teens Parenting. También agradecemos a tantos otros padres y madres adolescentes cuyas perspicaces citas en la edición anterior aparecen también aquí.

El finado David Crawford, maestro en el Teen Mother Program, William Daylor High School, Sacramento, tomó casi todas las fotografías de la edición anterior y Carole Blum fue la fotógrafa para esta edición. Los modelos fueron madres/padres estudiantes. Jami Moffett y Barbara Hellstrom hizo los dibujos. Tim Rinker es el artista de la carátula y Steve Lindsay ayudó con el diseño del libro. Agradecemos mucho la contribución de todos estos talentosos individuos.

Nuestra especial gratitud para el respectivo esposo de cada una de nosotras, Mike Brunelli y Bob Lindsay, quienes siempre nos apoyan. Los queremos mucho.

Jeanne Lindsay   *Jean Brunelli*

Prefacio

Si vas a tener un bebé, te estás preparando para un evento maravilloso que a veces da miedo. El desarrollo saludable de tu bebé depende en gran medida de lo que tú haces durante el embarazo. Tu propia salud y bienestar dependen del buen cuidado que tengas para contigo misma en este importante período.

Este libro es para ti. No se ha escrito para tus maestros ni tus padres ni para otras estudiantes de la clase de salud en tu escuela. Está escrito directamente para ti, una adolescente embarazada, y para tu pareja si aún siguen juntos.

Gran parte de *Tu embarazo y el nacimiento de tu bebé* enfoca en tu embarazo, dolores de parto y alumbramiento. Tu bebé te va a resultar más real con el transcurso de los meses, y cómo te cuidas a ti misma es sumamente importante para esa personita que llevas adentro.

Cuando haces todo lo posible para que tu bebé se desarrolle bien, recuerda que tus necesidades siguen siendo de suma importancia. Eres una adolescente que se encuentra embarazada. Tienes que tomar muchas decisiones y hacer muchos planes relativos a la criatura que va a venir. No te olvides de tus propias necesidades cuando preparas esos planes.

Ambas hemos trabajado con cientos de adolescentes embarazadas y para este libro hemos entrevistado a fondo a muchas de estas jóvenes. También hemos entrevistado a padres adolescentes porque creemos que te interesará saber cómo se sienten en cuanto a la paternidad.

En realidad, este libro no ha sido escrito sólo por nosotras sino por todos esos jóvenes que compartieron sus experiencias con nosotras. Cada vez que se cita a una de esas personas, se identifica por edad, niños y edad de los mismos. Si se cita a la misma persona en el mismo capítulo, sólo se da el nombre. Los nombres son ficticios, pero las citas y las edades son verdaderas.

Estas madres jóvenes hablan sobre por qué deben comer alimentos nutritivos y evitar el alcohol, las drogas y el fumar durante el embarazo. Comparten anécdotas sobre los dolores de parto y el alumbramiento. Hablan del estrés y la alegría de atender a su recién nacido. Los comentarios de ellas te van a ser más útiles que los nuestros porque ellas son tus iguales, jóvenes que ya han pasado por las experiencias por las que tú pasas ahora.

Te deseamos lo mejor en la jornada de tu embarazo y nacimiento del bebé—sin duda una de las más importantes jornadas que vas a hacer.

Jeanne Lindsay
Jean Brunelli
mayo, 2006

Prólogo

Alrededor de medio millón de jóvenes dan a luz todos los años en Estados Unidos. Muchas de esas adolescentes no tienen consciencia de los riesgos para la salud involucrados en tener a una criatura a tan tierna edad. Se han dado la tarea de desarrollar a otro ser humano cuando sus propios cuerpos están aún en desarrollo. El nacimiento de bebés prematuros/de bajo peso se asocia con atención prenatal deficiente. Ésta es la causa principal de la muerte de una criatura durante el primer mes de nacida.

El bajo peso de nacimiento es problema que en su mayor parte tiene solución. Sabemos mucho sobre sus causas y cómo prevenirlo. Es de vital importancia que las adolescentes embarazadas reciban atención prenatal temprana y adecuada. Hoy día sabemos la importancia de la detección y prevención de problemas, tales como el estilo de vida, la genética y el medio ambiente, que pueden afectar al bebé en cada etapa de desarrollo.

Personalmente, he estado involucrada con adolescentes embarazadas por intermedio de la March of Dimes Birth

Defects Foundation y su interés en las alarmantes estadísticas de bebés de tales madres, relacionadas tanto con bajo peso como con defectos de nacimiento, y luego en determinar cómo mejorar esas estadísticas. En la March of Dimes, la experiencia ha demostrado que el primer paso para prevenir defectos de nacimiento es disminuir el riesgo. ¡El primer paso para disminuir el riesgo es la educación!

Una adolescente embarazada que continúa su educación tiene una ventaja definitiva tanto física como emocionalmente. Se ha comprobado que el apoyo en la escuela es un factor clave en el mejor resultado del embarazo. Allí toma consciencia de la responsabilidad de asistir a las citas para atención prenatal y en mantener una dieta saludable. Aprende la importancia de evitar el fumar, el alcohol y las drogas porque todas esas cosas son riesgos que se le echan encima al bebé en desarrollo.

El libro de Jeanne Lindsay y Jean Brunelli es un instrumento educativo importante. Como siempre, las entrevistas de Jeanne con adolescentes embarazadas y que crían a sus criaturas son lecciones de realidad.

Su trabajo de más de treinta años con miles de madres/padres adolescentes ha dado a Jeanne y Jean agudeza y sensibilidad en cuanto a las necesidades de esta población especial.

La jornada más importante de la vida es usualmente un triunfo magnífico – si los padres del bebé seleccionan lo saludable para lograr esta meta. *Tu embarazo y el nacimiento de tu bebé* es un libro muy especial, de fácil lectura y muy práctico.

Anita A. Gallegos
Ex directora de servicios a la comunidad
March of Dimes Birth Defect Foundation
Southern California Chapter

A nuestros estudiantes,
quienes nos ayudaron a desarrollar el conocimiento
que compartimos aquí.

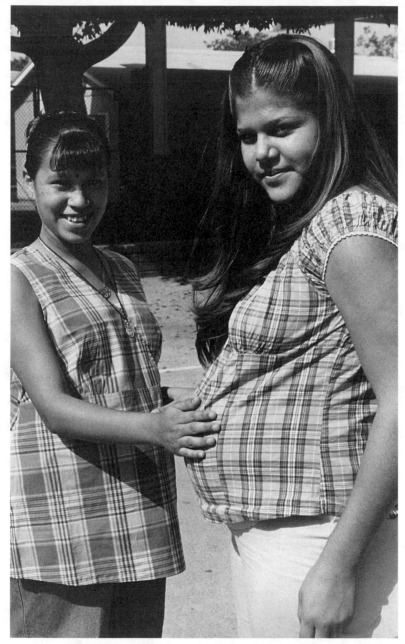

Ya están criando a sus criaturas aún no nacidas.

1
La crianza empieza con el embarazo

- Los sentimientos cuentan
- Visita temprano al proveedor de atención médica
- Examen pélvico
- Gastos médicos durante el embarazo
- ¡Quédate en la escuela!
- La reacción de tus padres
- La relación de madre e hija
- La reacción de tu pareja
- Si ya él no está contigo
- Seguridad para mamá y bebé
- Las pandillas y el embarazo
- La vida sigue su curso

De veras que yo no quería crecer. No quería ser mamá. Quería salir. No tenía planes para tener un bebé. Ya estaba en la clínica para abortar, pero me dijeron que estaba muy adelantada. Ahora estoy contenta de que voy a dar a luz.
Anneliese, 17 – 8 meses de embarazo

Me entristecí de verdad porque no podía creer que estaba embarazada—y no quería creerlo. Pero a medida que me crecía, al fin tuve que hacerle frente al asunto. Tenía que dar el siguiente paso.

*Mis padres se resintieron, pero me respaldaron y me
ayudaron a lidiar con la situación.*

Elysha, embarazada a los 17 años

*Cuando se me empezó a notar, tenía miedo de estar en
público porque estaba avergonzada. No quería saber en absoluto de nada del embarazo, pero es un hecho, así es la vida.*

Liz, embarazada a los 15 años

Este libro es sobre el embarazo. También es sobre la
crianza porque la crianza empieza con la concepción. Cómo
te atiendes a ti misma durante el embarazo es una parte
sumamente importante de la crianza. Lo que tú haces ahora
tiene mucha relación con que tu bebé se convierta en un ser
humano física y mentalmente sano.

*Yo le daba ánimo a Inez para que comiera durante el em-
barazo. Se trata de ella y del bebé, no de nosotros.*

Del, 20, pareja de Ynez, embarazada a los 15 años

Si ves al proveedor de atención médica regularmente,
comes los alimentos "apropiados" y evitas el alcohol, el
tabaco y las drogas, te comportas como una "buena" madre
mucho antes de tener al bebé en tus brazos.

Señales tempranas del embarazo
• Período menstrual atrasado una o dos semanas
• Demasiado sueño
• Senos sensibles
• Estómago revuelto, a veces con vómitos

Un bebé puede sufrir la mayor parte de los daños durante
los primeros tres meses de embarazo. Muchas mujeres no
van al médico y a lo mejor no saben que están embarazadas
durante este importante período.

Como tú estás leyendo este libro, probablemente ya has
verificado tu embarazo. Tú y tu pareja podrían estar contentos

y entusiasmados por el futuro bebé. Tal vez tu familia también te respalda.

Los sentimientos cuentan

¿Cómo te sientes hacia ti misma? Ciertas adolescentes se entusiasman con el embarazo. Una vida creciendo dentro de ti puede ser estimulante.

Cuando me di cuenta de que estaba embarazada, me sentí bien. Estaba viviendo con mi novio y sus padres y teníamos planes de tener un bebé.

Emmy, embarazada a los 17 años

Pero si este embarazo es una sacudida para ti, a lo mejor te sientes deprimida por eso.

Dejé de asistir a mi escuela secundaria cuando tenía tres meses de embarazo. No quería que nadie supiera, así que no iba a ninguna parte. Creo que eso empeoró la situación. Me hubiera podido quedar en la escuela y continuar con mis actividades por lo menos un poquito más.

Maurine, embarazada a los 17 años

Muchas adolescentes embarazadas se atemorizan y hasta se desesperan cuando se dan cuentan de que están embarazadas "demasiado pronto". Si tú te sientes así, tienes que buscar ayuda inmediatamente. ¿Puedes hablar con la enfermera escolar, la consejera o el proveedor de atención médica? O si no, puedes empezar con el sacerdote, el rabino, el ministro, el imám, o cualquier otro líder espiritual.

Visita temprano al proveedor de atención médica

¿Cómo sabes que estás embarazada? Probablemente no tuviste un período. Puede ser que los senos se te estén agrandando. Tal vez estás vomitando por la mañana. A lo mejor estás de muy mal humor, más de lo corriente.

Cualesquiera que sean tus síntomas, si crees que estás embarazada, lo mejor que puedes hacer es ver al proovedor de atención médica de inmediato. Que te conteste todas las preguntas que tengas. A lo mejor tienes temor—lo desconocido siempre da mucho temor. Tal vez no sabes qué hacer.

Para empezar, puedes comprar un juego de prueba de embarazo. (Los juegos de ovulación casi siempre están a la vista junto a los de embarazo. Pon atención para elegir el de embarazo.) Se puede emplear el primer día de tardanza de tu período. Sigue las direcciones al pie de la letra. Si el resultado es positivo, lo mejor es ir a una clínica donde te puedan verificar el resultado de la prueba casera.

Es probable que ya sepas que el tratar de pretender que no estás embarazada no le sirve de nada a nadie. Aún así, muchas jóvenes, sacudidas por la idea de haber concebido, ignoran el asunto—a veces hasta varios meses.

Ignoré la misma idea del embarazo unos seis o siete meses. No les dije nada a mis padres sino hasta un poquito antes de inscribirme en el programa para madres adolescentes. Lo ignoré todo el verano.

Mi novio se había mudado, de modo que estaba yo únicamente. Él se mudó antes de que yo supiera del embarazo y por eso no se lo dije. Todavía no lo sabe.

Pati, embarazada a los 16 años

Confirmar el embarazo temprano es importante por varios motivos. Primero, muchas jóvenes que no quieren salir embarazadas se angustian pensando que lo están cuando, en realidad, no es así.

Si no estás embarazada, pues claro que es mejor que estés segura. Luego, si no quieres un embarazo, tú y tu pareja pueden o no tener relaciones sexuales o uno o ambos pueden utilizar algún método anticonceptivo.

La posibilidad de concebir será menor y también la de contraer una ITS (infección transmitida sexualmente, STI en inglés, "sexually transmitted infection") si él usa un preservativo o condón y tú también usas un método como tomar la píldora diariamente, aplicarte un parche anticonceptivo, o ponerte una inyección anticonceptiva (como Depo Provera) cada tres meses. Ver el capítulo 12 para mayor información sobre el control de la natalidad.

A propósito, ciertas ITS pueden hacerle daño a tu bebé y hasta pueden causarle defectos de nacimiento si no te tratas a principios del embarazo.

Segundo, tienes más opciones si tu embarazo se verifica temprano. Si consideras tener un aborto, tienes que tomar la decisión lo más pronto posible. Un aborto hecho bien temprano, preferiblemente durante las primeras doce semanas después de la concepción, es mejor para la mujer que más tarde, tanto física como emocionalmente. Muy pocas veces se hace un aborto después de las veinte semanas de embarazo. Si tienes dificultad para decidir, consulta con tu consejera o proveedor de atención médica.

Durante seis meses no se me notaba, no aumenté de peso y yo simplemente no pensaba en ello. Lo bloqueaba de la mente. Entonces de repente, me hicieron un ultrasonido y tenía 26 semanas de embarazo.

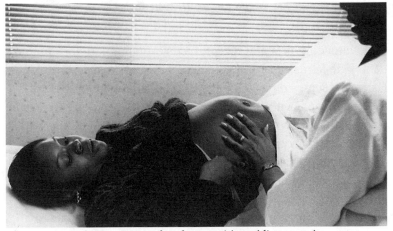

Que tu proveedor de atención médica te guíe
a un alumbramiento seguro y saludable.

*Por supuesto que estaba muy adelantada para hacer nada
más que dar a luz. Yo ni siquiera sabía que existía la
posibilidad del aborto hasta que la consejera dijo: "Bueno, ya
es demasiado tarde".*

                              Lucia, 16 – dio al bebé en adopción

En tercer lugar, y tal vez el motivo más importante para
una prueba temprana de embarazo, es la necesidad de atención
prenatal regular desde temprano y durante todo el embarazo.
Si estás embarazada, tienes que ver a tu proveedor de atención
médica inmediatamente. ("Proveedor de atención médica o
sanitaria" puede ser médico, partera, enfermera practicante de
cabecera, o ayudante de médico.)

*Si se lo hubiera dicho a mi abuelita más pronto, probable-
mente habría tenido atención prenatal. Creo que me hubiera
ayudado tanto mental como físicamente. Era difícil escon-
derme. Estaba nerviosa, siempre tensa, nunca quería llegar
a casa porque no quería que me vieran. Todo el mundo se lo
imaginaba pero yo quería ser quien se lo dijera a mi abuelita.*

*Me parece que esperé tanto por temor. Pensé que mi novio
iba a estar conmigo siempre para ayudarme, pero no fue así.
No siempre son las cosas como uno las quiere.*

                              Elisa Marie, embarazada a los 14 años

La atención prenatal temprana es esencial para la salud del
bebé y de la mamá. Muchos de los problemas que enfrentan
las adolescentes durante el embarazo son el resultado de que
estas muchachas no ven a su proveedor de atención médica
sino hasta bien avanzado el embarazo. Quienquiera que crea
que está embarazada debe ponerse al cuidado de un proveedor
de atención médica por lo menos para los tres meses de embarazo, preferiblemente mucho antes.

El/la profesional de salud te examinará con cuidado por
cualquier condición que pueda interferir con un embarazo
saludable. Probablemente te recetará vitaminas prenatales y te
recomendará las clases de alimentos que debes comer.

Examen pélvico

En la primera visita y después hacia el fin del embarazo, el médico te hará un examen "pélvico". Tendrás que quitarte la ropa y ponerte un camisón de hospital. Durante el examen vas a estar boca arriba con las rodillas dobladas y los pies en estribos (aparatos de metal al extremo de la camilla para mantener los pies alejados). Vas a tener el cuerpo cubierto de la cintura hasta abajo.

El médico se pondrá guantes y te insertará un dedo en la vagina mientras te hace presión en el estómago. Luego, en posición sentada, te examinará visualmente la vagina. Para ver bien, se te colocará un instrumento (espéculo) en la vagina para que ésta se mantenga abierta. (Eso no duele.)

Al mirar y al palpar, el médico puede observar señas físicas del embarazo y de infección y al mismo tiempo obtener más información útil.

Gastos médicos durante el embarazo

Con lo importante que es, la atención médica durante el embarazo y el alumbramiento es costosa. Una adolescente embarazada puede tener derecho a atención prenatal bajo el plan de salud del seguro de su familia. O tal vez puede ser que ella y/o el padre tenga(n) seguro por medio del trabajo.

En ciertos estados, si no tienes seguros de salud, podrías tener derecho a recibir Medicaid durante el embarazo y para tu bebé una vez nacido.

Si tienes seguro, puedes recibir atención prenatal sin costo alguno para ti ni para tus padres. Para averiguar si esto es posible en el estado donde resides, pregímtale a una trabajadora social de la escuela o en una agencia de atención sanitaria, o si no, llama al Department of Public Social Services (bienestar social o "welfare"). Ciertas áreas tienen unidades sanitarias donde las mujeres pueden recibir chequeos prenatales sin costo o si no, a un costo de acuerdo con los ingresos.

Sin embargo, en muchos estados los padres no tienen

cobertura de Medicaid. Averigua qué es lo que se puede obtener en el estado donde resides.

Muchas organizaciones como la March of Dimes Birth Defects Foundation se preocupan por el pobre resultado de muchos de los embarazos de adolescentes. Saben que las muchachas que no reciben atención médica temprano tienen más probabilidades de sufrir serios problemas de salud durante el embarazo. Asimismo, saben que los bebés de madres adolescentes pueden nacer prematuramente y ser de menor tamaño que lo normal. Los bebés prematuros, nacidos antes de tiempo, son más propensos a tener discapacidades físicas y mentales que los que nacen de mayor tamaño a término.

Por estos motivos, la March of Dimes, en especial, quiere ayudar a que las adolescentes embarazadas obtengan buena atención prenatal. Si no sabes adónde ir o cómo pagar por esa atención, ponte en contacto con la oficina local de la March of Dimes. Es posible que te puedan ayudar a localizar los recursos comunitarios que necesitas.

Proveedores de atención sanitaria para embarazadas

- **El médico de famila** *proporciona atención prenatal; partea a los bebés por la vagina; refiere casos inusuales a especialistas; por lo general partea sólo en hospitales.*

- **El médico obstétrico o tocólogo** *proporciona atención prenatal; partea en hospitales y/o centros de alumbramiento; partea tanto por la vagina como por cesárea.*

- **La partera o comadrona** *es una persona con capacitación médica (pero no es doctora) que ayuda durante el alumbramiento tanto en hospitales como en centros de alumbramiento.*

Lo importante es que cuando estás embarazada, sin importar a la edad que sea, obtengas atención del proveedor de atención médica o sanitaria temprano y con regularidad.

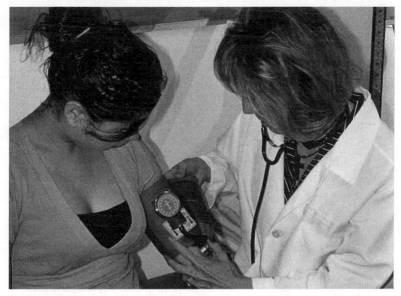

Visita a tu proveedor de atención médica temprano durante el embarazo.

¡Quédate en la escuela!

Si hay algo que pudiera cambiar de lo que pasó durante todo este episodio es que me hubiera quedado en la escuela. Este año, por ejemplo, me hubiera graduado con mi clase. Salí embarazada mi primer año de secundaria y abandoné la escuela poco después.

Leila, 18 – Larissa, 21/2

Una o dos generaciones anteriores, a las adolescentes embarazadas no se les permitía asistir a la escuela. Parece raro eso de que el sistema echara a una persona de la escuela porque iba a ser madre. Es aún más importante que continúes con tu educación si vas a atender y a enseñar a tu criatura.

Es muy probable que también necesites destrezas de trabajo para mantener a tu bebé ya sea que estés o no estés con su papá. Aunque estén juntos, o que él provea mantención para el menor, probablemente tú tengas que trabajar. Es probable que quieras ganar algo para ayudar a pagar todas las cosas que necesita tu bebé.

Ciertos programas de ayuda tales como TANF (Temporary Aid to Needy Families) ahora ayudan a las familias por sólo un tiempo limitado. Toda persona que reciba subsidios de TANF necesita prepararse para ser autosuficiente.

Continuar tu educación, planear tu carrera y aprender destrezas de trabajo son cosas realmente críticas especialmente si vas a tener un bebé.

Me hubiera gustado quedarme en casa cuando estaba embarazada, pero si había llegado tan lejos, tenía toda la intención de graduarme con mi grupo.

Las que se salen por un embarazo lo pierden todo. A su modo de ver: "Tengo un bebé así que no me puedo graduar". Pueden hacerlo si de veras lo quieren.

No tienes que tener una actitud negativa al respecto. Lo más importante del último año es poder decir a las amigas cara a cara: "Vaya, lo logramos. Lo logramos juntas". Puedes hacer eso aún si estás embarazada.

Elysha

En ciertos estados (California y otros), la ayuda financiera (TANF) se ofrece sólo a madres adolescentes que asisten a la escuela o a capacitación para empleos a tiempo completo. Aún así, existen límites para período de elegibilidad.

¿Existe algún programa especial en tu área para adolescentes embarazadas o que están criando? Las escuelas públicas y algunas escuelas particulares o privadas ya no pueden legalmente expulsar a las estudiantes por embarazo o estado marital. Tampoco pueden requerir que las estudiantes asistan a programas especiales para adolescentes embarazadas o que crían.

Pero si existe un programa especial, probablemente tomarías allí clases sobre salud prenatal y de crianza. También tienes más oportunidades de recibir ayuda para resolver problemas que puedan surgir a causa de tu embarazo.

Muchas muchachas embarazadas nos han hablado de los

beneficios de estar con otras chicas con experiencias
similares:

*Aprendes cómo mantener buena salud, comer los alimen-
tos apropiados, a saber lo que hay que esperar antes de los
dolores del parto y después. Las muchachas que no vienen
aquí es porque no quieren aceptar que realmente están embarazadas.*

*Cuando vienes aquí, tienes que hacerte consciente. Estás
embarazada y ¿qué vas a hacer cuando tengas al bebé? ¿Vas a
trabajar? ¿A la universidad? Yo he aprendido mucho aquí.*

Marlee, 18 – 6 meses de embarazo

Cada vez más los programas para adolescentes que procrean dan ánimo a los papás para que asistan junto con las
mamás. Los papás jóvenes a menudo también necesitan ayuda
especial.

Aunque no hayas empezado aún la escuela secundaria, haz
el esfuerzo. Embarazada, y después que tengas al bebé, todavía puedes hacer el trabajo que culmina con la graduación.
Tanto tú como tu bebé se alegrarán de que lo hiciste.

El embarazo no es una enfermedad. Una de las cosas más
importantes que puedes hacer por ti y tu criatura es quedarte
en la escuela. Si estudias en una escuela pública, tienes el
derecho de seguir allí durante el embarazo. Puedes regresar
tan pronto sea factible después del alumbramiento.

Si estás en una escuela particular o privada, tal vez valdría
la pena hablar con la consejera o el director. Si resulta que tú
te quieres salir, o te piden que lo hagas, asegúrate de transfe-
rirte a un programa especial para adolescentes embarazadas
o la escuela pública local. Repetimos, *¡no abandones
la escuela!*

La reacción de tus padres

*Yo estaba aterrada, conmocionada, en denegación. No
quería creer que estaba embarazada. Mi mamá lloró. No
podía creer que su hijita estuviese embarazada. Mi papá*

estaba enojadísimo. Hasta el día de hoy, todavía no me habla. Yo trato de hablarle pero las cosas no se pueden forzar.

Anneliese

A ciertos adolescentes les resulta muy difícil informar a sus padres del embarazo. A lo mejor los padres les han dicho a las hijas que tendrían que irse de la casa si salían embarazadas muy temprano, o les dijeron a los hijos que tendrían que mudarse si hacían salir embarazada a alguien.

Los padres de las muchachas embarazadas reaccionan de maneras distintas. Muchos se conmocionan, muchos se molestan y muchos se echan la culpa a sí mismos por "permitir" que esto sucediera. Lo cierto es que muchos padres de adolescentes en esta situación sienten verdadero pesar por un embarazo que, a su modo de ver, termina la niñez de su hija o de su hijo. Pero corto tiempo después, la mayoría de los padres apoyan a sus adolescentes necesitados.

Al principio, mi papá lloró. Dijo que yo estaba demasiado joven y que debería pensar en abortar. Le contesté que no podía ni pensar en eso porque siempre me quedaría la duda. Mi mamá dio la impresión de alegrarse. Iba a ser abuela.

Carla, embarazada a los 16 años

A ciertos padres les toma mucho tiempo salir de su conmoción, como lo fue en el caso de la familia de Christina:

Cuando la enfermera me dijo que estaba embarazada, me fui a casa de mi hermana. Ella llamó a mi tía y mi tía le dijo a mi mamá del embarazo. Mi mamá se enfureció. Mis hermanas ya estaban furiosas conmigo. Mi mamá me llamó adonde mi hermana y me habló a gritos. "¿Por qué hiciste eso?" Ella había confiado en mí. Yo sabía que había cometido un error al salir embarazada, pero yo ni le podía decir nada porque estaba tan enojada conmigo. Todo el mundo estaba bravo y nadie me hablaba.

Me mudé a casa de mi hermana y ella me llevó a la clínica

a los tres o cuatro meses de embarazo. Me quedé con ella cuatro meses. Sólo vi a mis padres una o dos veces durante ese tiempo. En realidad, ellos no me querían ver, pero yo volví a casa en junio. Las cosas andan bastante bien ahora.

Christina, embarazada a los 15 años

Si eres de una cultura distinta a la de la mayoría de tus amistades, las cosas pueden ser aún más difíciles. Si tus padres se criaron con costumbres muy diferentes a las de tu barrio o vecindario, les va a ser aún más duro aceptar tu embarazo.

Lei tenía 11 años cuando se mudó a Estados Unidos con su familia. Explica ella:

En mi país, tú ni siquiera tienes novio hasta que estás en la universidad y tienes por lo menos 20 años. Creen que eres un chiquillo hasta los 25 años. Mi hermano tenía 17 años cuando tuvo su primera novia y mis padres creían que eso era demasiado temprano.

Me cansé de ellos porque no me daban la oportunidad de crecer. Decían que no podía salir con muchachos hasta que tuviera 21 años. Yo no podía salir ni con un muchacho que era sólo un amigo.

Me fui de la casa a los 16 años y me mudé con mi novio. Entonces salí embarazada. Me dijeron que podía volver a casa si abortaba. Me dijeron que me perdonarían y hablaríamos de eso. Yo sabía que iba a ser lo mismo, que no me dejarían ver a mi novio. Fue una lucha. Ellos me dicen que oyen lo que les digo, pero en verdad no escuchan.

Me llamaban mucho a la casa de mi novio y eso era muy difícil. Después, mi tía llamó a mi mamá y le dijo: "Ella es tu única hija y tú tienes que ayudarla". Entonces mi mamá nos invitó a mudarnos. Nosotros no queríamos eso, pero lo hicimos porque teníamos que ahorrar para el bebé. Nos casamos y nos mudamos. Mi papá todavía no nos acepta muy bien.

Lei, embarazada a los 16 años

Si las diferencias culturales te hacen mucho peso tanto a ti como a tus padres, trata de razonar con ellos. Trata de comprender su punto de vista y haz el intento de hacer un plan funcional para todos.

Si no estás contenta con tu embarazo y no te sientes lista para ser madre, tal vez puedes considerar otras alternativas. Si decides continuar el embarazo, también puedes considerar un plan de adopción.

De hecho, es una buena idea hacer un plan de crianza y uno de adopción. Así puedes comparar las cosas buenas y las menos buenas de un plan y el otro y después tomar tu decisión. Para mayor infomación sobre la dificilísima selección de adopción, ver el capítulo 6, "Para algunos, la adopción es una opción".

La relación de madre e hija

A veces una muchacha embarazada dice que se siente más cerca de su madre que antes. Tal vez la crisis del embarazo ayuda a que tanto la madre como la hija olviden diferencias del pasado. Quizás la madre siente que su hija la necesita una vez más. O para otras, es simplemente la emoción del bebé que se avecina. Miranda tenía sólo 13 años cuando concibió. Comenta ella:

Mi mamá se decepcionó cuando se enteró que yo estaba embarazada. El embarazo cambió nuestras relaciones. Antes yo no compartía con ella. No le hablaba mucho porque no me importaba. Ahora le digo de todo, cómo me siento, qué estoy haciendo. Nos hemos unido más.

Miranda, embarazada a los 13 años

Entenderse con el embarazo de una hija adolescente es duro para muchos padres. Si es así en tu familia, trata de comprender los sentimientos de tu familia. Si compartes algo de cómo te sientes, puede que ellos sean más comprensivos.

Tal vez consejería de familia puede servir. Si tienes nexos

con una comunidad religiosa, pregúntale a tu pastor, padre, imám, rabino u otro consejero religioso dónde recomienda él o ella que vayan para consejería. O si no, puedes llamar a Family Services para esa ayuda.

La reacción de tu pareja

Cuando salí embarazada, fue emocionante pero al mismo tiempo, aterrador. Todavía era yo la bebé de mi mamá. Unas semanas antes se lo había dicho a mi novio, que está en el ejército.

Me imaginé que él se iba a alterar, pero lo tomó bien. Me decía que quería que nos casáramos. Yo quería estar segura de que no se quería casar conmigo sólo porque estaba embarazada.

No nos vimos sino hasta la Navidad, cuando ya se me notaba, y él se emocionó. Nos casamos cuando estaba franco y vino a casa. Realmente, todavía no hemos vivido juntos.

Dawn Ellen, embarazada a los 17 años

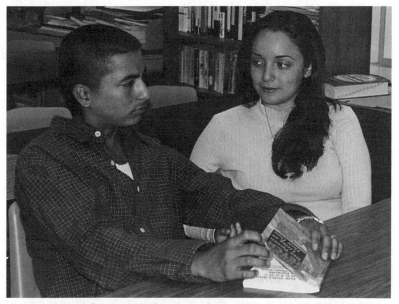

El embarazo produce grandes cambios en ambas vidas.

¿Qué reacción ha tenido el padre de tu bebé por el embarazo? Convertirse en padre antes de lo esperado puede ser algo aterrador. Si aún estás con el papá de tu bebé, ¿estás considerando casarte? O tal vez ya están casados.

Treinta años atrás, el matrimonio se consideraba la respuesta a un embarazo muy temprano. Si el joven no quería casarse con la muchacha a quien había embarazado, era muy probable que el padre de ella demandara de él que se casara. A veces, la pareja disfrutaba de muchos años de felicidad.

Para muchas otras parejas, esto no daba resultado. Los adolescentes cambian rápidamente cuando se desarrollan. Los intereses que tenían a los 16 años pueden haber quedado muy lejos de los que tienen a los 22.

La pareja que se casa a los 16 años puede encontrarse con que los dos son personas muy diferentes a los 20. De hecho, si los contrayentes no tienen aún los 18 años, su matrimonio tiene cuatro veces más probabilidad de deshacerse en pocos años que un matrimonio entre personas de por lo menos 20 años.

Conseguimos un apartamentito y todo era muy duro. Él trabajaba en construcción. Teníamos un solo cuarto en ese primer apartamento, pero era simpático.

Yo tenía temor porque estaba lejos de mi casa. Es que yo siempre fui muy apegada a mi mamá. Era emocionante pero también aterrador estar por mi cuenta. Después que nació Francene era agradable, pero ser madre es duro.

Joanne, embarazada a los 18 años

Si ya él no está contigo

A veces, una pareja parece cambiar cuando se entera del embarazo:

Nos enteramos de mi embarazo a los tres meses. Era algo extraño. No sabía si estar contenta o triste. No sabía si reír

*o llorar a la vez. Estoy con el papá, más o menos, pero él ha
cambiado mucho.*

Anessa, embarazada a los 17 años

Si no estás con el padre de tu bebé, aún tienes que tomar
decisiones. ¿Pondrás el nombre de él en el certificado de
nacimiento? ¿Solicitarás mantención del menor? Probablemente debes hacerlo.

Aunque pudiese ser que prefirieras pretender que ese
hombre no tiene nada que ver con tu bebé, son las necesidades
del bebé lo que tú debes respetar. No es realmente justo que
tu criatura no tenga la mantención del padre, tanto emocional
como económicamente.

Seguridad para mamá y bebé

Por lo general, es mejor que un hijo o una hija sepa quién
es su papá. Si ambos padres viven y crían juntos, magnífico.
Si no están juntos, aún así ambos pueden criar a la criatura.
Un niño o una niña que no conozca a uno de sus progenitores
probablemente se sienta abandonado por él/ella.

Pero si te encuentras en una relación abusiva o de maltrato
con el padre de tu bebé, tienes que poner en claro que ha de
suceder una de dos cosas: que el abuso tiene que terminar o
que se van a separar. De ocho a diez por ciento de las mujeres
embarazadas en Estados Unidos se encuentran en una relación de maltrato por parte de su pareja durante el embarazo,
a veces por primera vez. Esto puede resultar en bajo peso
de nacimiento, bebé prematuro y, una que otra vez, muerte
infantil.

Siempre, pero especialmente durante el embarazo, es importante tanto para la madre como para el bebé en desarrollo,
sentir seguridad. Las mujeres que sufren maltrato durante el
embarazo responden emocional y físicamente de manera que
puede ocasionar que el bebé se desarrolle menos bien. Las
hormonas secretadas durante períodos de ansiedad llegan al
suministro de sangre del bebé. Esto puede dar como resultado

mayor inquietud en el movimiento y aumento de peso más dilatado.

Los bebés que tienen esas experiencias a veces nacen prematuramente, tienen dificultad en apegarse a su madre/padre y pueden ser muy irritables o excepcionalmente quietos y observadores. Si no tienes un lugar seguro donde estar durante el embarazo, llama a la línea gratuita de National Domestic Violence Hot Line, al 800.799.7233. Un consejero capacitado te ayudará.

El nacimiento de la criatura casi nunca hace desaparecer el problema. Cuando un/a bebé es testigo de maltrato, sentirá los efectos de muchas maneras. Tanto tú como tu bebé tienen que estar en un lugar seguro.

Si tu pareja te maltrata, es probable que las cosas no mejoren con el tiempo. Si no vives con él, probablemente sea más fácil romper la relación que si vivieran juntos y tú no tuvieses adonde ir. Del modo que sea, si necesitas ayuda con este problema, llama a un refugio para mujeres en tu comunidad o la línea gratuita mencionada anteriormente.

Las pandillas y el embarazo

La violencia es a menudo parte de participación en pandillas ("gangas," "maras"). Si eres miembro de una pandilla, ¿crees que tú y tu bebé tienen seguridad?

Me salí de las pandillas cuando quedé embarazada de mi hija. Pensé que no me iban a ayudar con mi hija. Todavía veo de vez en cuando a mis muchachos y muchachas, pero no es como verlos todos los días. Me gustaría que nadie se metiera en pandillas.

No vale la pena. Ellos no te van a ayudar a mantener a tu hijo, y si tú te mueres, ellos no lo van a atender. Es duro en la pandilla porque te obligan a hacer cosas estúpidas. Yo me salí, para no volver. Ellos te repudian, pero en mi área no es muy peligroso.

Bridget, 18 – Caelin, 2 1/2 años; Barnaby, 6 meses

En ciertas áreas, salirse de una pandilla es mucho más peligroso de lo que fue para Bridget. A veces un/a joven tiene que mudarse a un área completamente distinta para liberarse de la influencia de la pandilla que abandona. A veces es muy importante tomar una medida tan extrema. Después de todo, es el bienestar de tu bebé lo que te concierne ahora.

La vida sigue su curso

Por años mis padres me decían no hagas esto o aquello y me entraba por un oído y me salía por el otro. Pero cuando salí embarazada de Clancy, fue una toma de consciencia. Fue como si alguien me alumbrara y dijera: "Despierta, ahora tienes que crecer. No puedes salir y andar de fiesta toda la noche" y empecé a sentar cabeza.

Ahora estoy en miras a obtener una carrera para mí misma y criarlo como me hubiera gustado. Quiero que él tenga las oportunidades que no tuve yo.

Chelsea, 19 – Clancy, 2 meses

Ya sea que tengas planes para criar a tu hijo tú misma o estés considerando la adopción, la manera en que te atiendas a ti misma durante estos meses importa muchísimo. Está en tus manos ayudar a tu bebé a desarrollarse como recién nacido saludable.

Ciertos bebés nacen muy pequeños y muy pronto. Si tú consumes los alimentos apropiados, no fumas, ni bebes, ni tomas drogas, y obtienes buena atención prenatal, tus oportunidades de producir un bebé normal y saludable son extremadamente buenas.

¿Qué estás haciendo por tu bebé hoy?

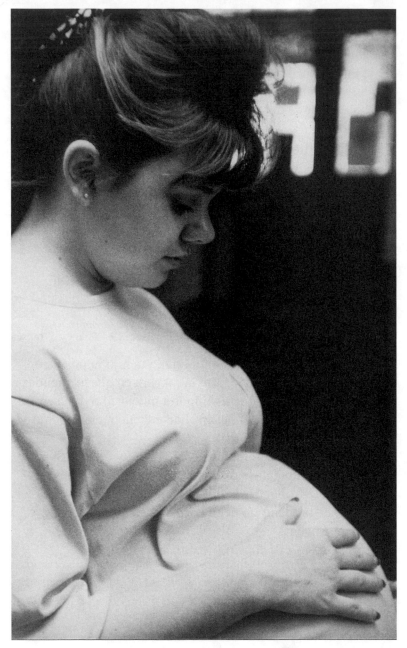

El embarazo trae cambios en el cuerpo.

2
Las pequeñas molestias

- **Siempre cansada**
- **Náuseas matinales—todo el día**
- **¿Dónde está el baño?**
- **¿Estás mareada?**
- **Malhumorada y caprichosa**
- **Acidez estomacal**
- **Estreñimiento**
- **Várices y hemorroides**
- **Si no puedes dormir**
- **Dolores de espalda**
- **El bebé se mueve**
- **Señales de peligro**
- **El embarazo no es permanente**

Me dan fuertes dolores de espalda, tengo una infección en la vejiga y me sangra la nariz. Estos cambios son extraños porque yo siempre he tenido buena salud. Y todo ese aumento de peso . . .

Deborah, embarazada a los 17 años

Tuve náuseas cinco meses. Rebajé 15 libras al principio porque no aguantaba nada en el estómago, pero después las aumenté. El médico me dijo que tenía que comer por poquitos cada vez para así poder retener algo en el estómago. Lo mismo con los olores, muchas cosas distintas me daban náuseas.

Brooke , 18 – Blair, 3 meses

Cuando las jóvenes salen embarazadas a menudo comentan que no están acostumbradas a sentirse tan incómodas con tanta frecuencia. El embarazo trae cambios en el cuerpo, cambios que a veces son agradables y a veces desagradables.

Tú misma puedes hacer algo para aliviar algunas de esas molestias. En primer lugar, recuerda que nadie ha estado embarazada de manera permanente – todas estas cosas van a pasar. De hecho, unas van a pasar aún durante el embarazo.

Los cinco primeros meses tuve vómitos por la mañana. El sexto y el séptimo fueron fantásticos.

LaTisha, embarazada a los 15 años

Siempre cansada

Al principio estaba siempre cansada y dormía todo el día. No sabía que estaba embarazada y Chris me decía una y otra vez: "Estás embarazada, estás embarazada". Al fin, lo admití.

Erin, embarazada a los 15 años

Puede ser que te sientas muy cansada durante el primer trimestre (los tres primeros meses de embarazo). A lo mejor te sientes tan cansada que crees que estás enferma y tienes que quedarte en cama.

Al principio, cuando me mudé a casa de Colin y su familia, me puse perezosa. Dejé de ir a la escuela de cosmetología. Podía dormir 16 horas al día. Continué en la escuela secundaria, pero eso era de 7:30 a 11. Entonces regresaba a casa de Colin y dormía todo el día.

Chelsea, 19 – Clancy, 2 meses

El cansancio es realmente la forma que tiene la naturaleza de ayudar a tu cuerpo a cambiar y prepararse para el desarrollo de tu bebé. Las hormonas cambian y tu suministro de sangre cambia de lugar un poquito. La formación de un bebé es mucho trabajo y cansa. Esto puede ser especialmente duro si estás empleada.

Yo trabajo y sólo nos dan un descanso de diez minutos en un turno de cinco horas. Eso es muy duro para mí. Como soy cajera, no puedo tomarme un descanso si hay mucha gente y estoy de pie todo el día. Asisto a la escuela y me canso de modo que disminuí las horas la semana pasada.

Libbey, 6 meses de embarazo

¿ Cansada? Cosas que puedes hacer:

- *Echarte un sueñito. Dormir más horas de noche.*
- *Cambiar de posición a menudo.*
- *Hacer actividades para las que tienes que estar alerta. Hacerlas temprano en la mañana o justo después de uno de tus sueñitos.*
- *Hacer ejercicio aunque te sientas cansada. De veras que esto sirve. Una caminadita después del almuerzo o la cena te puede refrescar tanto como una siestita.*

Náuseas matinales – todo el día

Tuve náuseas tres meses. ¡Qué asquerosidad! No podía estar de pie sin sentir como que iba a vomitar o desmayarme. Rebajé 15 libras. El médico me dijo que comiera galletas y agua. Iba a la escuela pero me regresaba antes del almuerzo porque me quería morir con el olor de la comida.

Kellie, embarazada a los 16 años

Las náuseas son probablemente el malestar más común del embarazo. Muchas embarazadas las sienten en la mañana y por eso se les llama náuseas matinales. Pero pueden ocurrir a cualquier hora del día. Cuando yo (Jean B.) estaba embarazada, lo más seguro es que me daban justo antes de la cena. Como yo era la que cocinaba, esto era especialmente difícil.

Probablemente lo peor que se puede hacer cuando uno tiene náuseas es no comer. Mientras menos comes más náuseas te dan y peor te sientes.

¿Náuseas? Cosas que puedes hacer:

• Si tienes náuseas, intenta tomar un vaso de agua tibia o cualquier líquido tibio o frío que te guste. También puedes probar con gelatina o paletas congeladas.
• Bocadillos salados como galletas a veces sirven.
• Comer comidas pequeñas a veces sirve. No es el momento de preocuparte por el peso. Concéntrate en sentirte mejor y comer de los distintos grupos de alimentos, los más que puedas comer.
• En vez de comer comidas pequeñas varias veces al día, tal vez podrías "picar" todo el día. En esta etapa, come lo que te apetezca.
• Comer algo antes de acostarte a dormir puede hacerte sentir menos mal.
• Siempre consulta con tu proveedor de atención médica antes de usar cualquier producto sin receta para aliviar las náuseas. Algunos de estos medicamentos pueden hacerle daño al bebé pero otros son inofensivos.
• Si crees que tus vitaminas te causan náuseas, trata de tomarlas a distintas horas del día.
• Pregúntale al médico si puedes usar un brazalete de acupresión.

¿Dónde está el baño?

A medida que el útero se te ensancha y las hormonas cambian, probablemente tendrás que orinar con más frecuencia. Esto es normal a principios del embarazo y volverá a ser una molestia dos o tres meses antes del parto.

Si te sucede alguna de estas cosas, llama al médico o dirígete al cuarto de urgencia del hospital:
• Si sientes ardor cuando orinas.
• Si tienes ganas de orinar y te sale muy poco.
• Si tienes dolor al orinar.

Estos síntomas pueden indicar una infección en la vejiga. Tomar muchos líquidos, especialmente jugo de arándanos ("cranberries"), te puede aliviar. Sin embargo, si tienes náuseas, esto puede ser difícil.

Supe que estaba embarazada a los dos meses. Yo estaba bien, con excepción de dos o tres infecciones de la vejiga. Una vez fue tan fuerte que creía que tenía los dolores de parto. Fui al médico en busca de medicamentos cada vez. Odiaba sentirme así.

Marsha, embarazada a los 15 años

¿Estás mareada?

Tu suministro de sangre cambia a medida que tu útero, en rápido crecimiento, lleva nueva circulación a la parte inferior del abdomen. Por eso a veces te puedes sentir mareada, especialmente si has estado de pie largo rato.

Si esto sucede, acuéstate con los pies más altos que la cabeza. Si no puedes hacerlo, siéntate con la cabeza entre las rodillas. Respira lo más profundamente posible. Si te sientes mareada hacia fines del embarazo, probablemente tengas que acostarte.

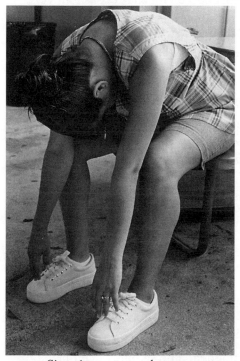

Si te sientes mareada, ponte en esta posición.

Malhumorada y caprichosa

Yo ni siquiera trato de manejar mis emociones, no con todo lo que está pasando con mi novio y mis padres. Entre estrés y depresión, apenas trato de pasarla. Tengo miedo de ser madre.

Libbey

¿Cambia tu humor sin motivo aparente? ¿A menudo estás gruñona con tu novio o tu hermanito?

Piensa en cuando empezaste a menstruar. Posiblemente te sentías como ahora porque tus hormonas estaban cambiando. Ahora esas hormonas están revueltas aún más porque tu cuerpo se está preparando para la llegada del bebé. Esto de por sí causa mal humor en muchas embarazadas.

Puede ser que estés pensando en muchas cosas a la vez. Tantas decisiones que tomar, tanto que hacer. La reacción de tus padres, tus amistades, del papá del bebé pueden ser distintas de la que quisieras. Esto podría llamarse sobrecarga mental.

Yo estaba atemorizada. avergonzada. Había visto a mis hermanas cuando estaban embarazadas y sabía cómo lucían. No quería verme así. Nunca en mi vida había sido gorda. Cuando salí embarazada, pensé, "¿Por qué tengo que aumentar tanto de peso? ¿Por qué tiene que cambiar mi cuerpo?"

Meghan, embarazada a los 17 años

Muchas muchachas se atemorizan y se preocupan cuando se dan cuenta que van a ser madres. Si tu novio y/o tus padres te apoyan menos de lo que quisieras, por supuesto que es difícil. ¿Podrías encontrar el apoyo adicional que necesitas por medio de una amiga, o tal vez una maestra o una consejera?

A veces una mujer embarazada no se interesa en las mismas cosas que eran importantes para ella unas cuantas semanas atrás. Si esto sucede, tu familia y tus amistades tal vez se confundan. Te pueden aconsejar, posiblemente demasiados consejos.

Pero cuando empieces a sentir que tu bebé se mueve, como a las 16 semanas, vas a enfocar la vida de manera distinta.

Acidez estomacal

Cualquiera que sea tu edad, el último trimestre tendrás distintas quejas, relacionadas principalmente con el tamaño más

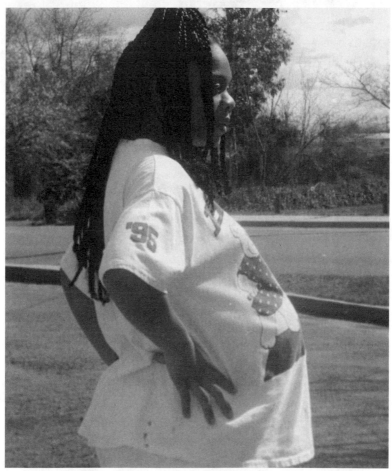

Tus hormonas cambian y asimismo, tu humor.

grande de tu cuerpo.

Tu útero está tan grande ahora que puedes sentir presión sobre el área del estómago. La acidez estomacal es una queja común.

¿Acidez estomacal? Cosas que puedes hacer:

• Comer comidas pequeñas con frecuencia.
• Beber líquidos entre comidas.
• Evitar comer comidas grasosas.
• Añadir más frutas y legumbres a tu dieta.
• Evitar acostarte apenas acabas de comer. En vez de eso, da una caminadita.

No es nada divertido estar embarazada. Tienes tantas responsabilidades. ¡Y el peso! Yo aumenté como dos libras al mes durante cinco o seis meses y entonces, de repente, me inflé. Peso 152 libras y mi peso normal es 120.

LaTisha

LaTisha, a los 15 años aún está creciendo. Aumentar hasta 40 libras está bien entre embarazadas cuyos propios cuerpos están todavía en desarrollo.

El problema del estreñimiento

Muchas mamás tienen problemas de estreñimiento más o menos las últimas seis semanas de embarazo. Lo explicado anteriormente para tratar la acidez estomacal puede servirte para evitar esta otra molestia.

Comer cantidades copiosas de alimentos ricos en fibra, como frutas y legumbres frescas (crudas o ligeramente coci-das, preferiblemente con la cáscara o piel), cereales de grano entero, pan, frijoles y guisantes secos, frutas secas (pasitas, ciruelas pasas, albaricoques o chabacanos, higos o brevas) puede servir. Bebe mucha agua además de jugos de frutas y vegetales y leche.

Si tienes estreñimiento, una taza de agua caliente con limón (sin azúcar) te puede servir. Si haces ejercicio diariamente, probablemente tendrás menos problemas de estreñimiento. Una caminadita enérgica de media hora es especialmente buena, junto con tus ejercicios de preparación para el parto.

Várices y hemorroides

Las várices y las hemorroides (várices alrededor del recto) son puñados de venas sanguíneas hinchadas. Son más comunes en las mujeres y en ciertas familias, especialmente las que provienen del norte de Europa. Las hormonas del embarazo debilitan los vasos sanguíneos.

Para prevenir las várices y las hemorroides:

- Evita estar de pie o sentada por períodos largos.
- Eleva los pies más alto que las caderas varias veces al día.
- Aumenta sólo 24-28 libras durante el embarazo (hasta 40 si tienes menos de 18 años).
- Evita el estreñimiento – pujar demasiado causa hemorroides. Igual es si pujas durante los dolores de parto si éstos vienen muy temprano.
- No fumes ni te pongas zapatos ni pantalones muy apretados.
- Ejercita los músculos de la parte inferior de la pierna (músculos del peroné) para mejorar la circulación de la pierna. Caminar es un ejercicio especialmente bueno para ti durante todo el embarazo.

Si no puedes dormir

A los ocho meses, empecé a sentir cansancio de nuevo. Ahora estoy realmente cansada. No estoy cómoda en ninguna parte. No puedo dormir.

LaTisha

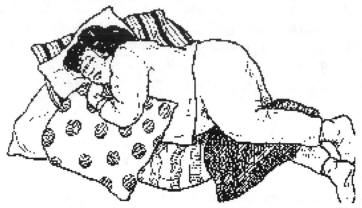

Las almohadas te pueden ayudar a dormir mejor.

El insomnio o falta de sueño, es una molestia frecuente los últimos meses de embarazo. Existen muchos motivos y diversas soluciones. Tu útero, ahora mucho más grande, hace presión a varios órganos. Uno de los resultados es la respiración cortada. Otro es dolor de espalda.

La ilustración anterior muestra cómo puedes colocar varias almohadas bajo tu cuerpo para sentirte mejor. Haz la prueba. Ésta es una posición tan relajante que a lo mejor vas a dormir así por un tiempo después del parto.

Es mejor no dormir boca arriba o de espaldas hacia fines del embarazo. Esto te ayuda a evitar que se aprieten los grandes vasos sanguíneos (la aorta y la vena cava), lo cual podría reducir el suministro de sangre tanto a ti como a tu bebé.

Dolores de espalda

Llevé a Blair bien alto hasta que nació. Tenía dolores de espalda porque soy bajita y estaba bien pipona; estaba enorme. No podía estar parada mucho tiempo y tuve problemas con la espalda el quinto mes.

Brooke

El peso que llevas ahora al frente de tu cuerpo tira contra tu espalda. A medida que tu columna vertebral se adapta al peso extra, puede que tengas dolores de espalda.

Ahora me duele la espalda. Yo camino mucho pero no hago tanto ejercicio como debiera. No sé qué ejercicio hacer para que se me mejore la espalda.

Marlee, 18 – 6 meses de embarazo

Si haces ejercicio durante todo el embarazo, lo más probable es que no tengas dolor de espalda. Es de imaginar que no has esperado hasta el último trimestre para hacerlo. Sin embargo, nunca es tarde, ¡así que bien puedes asistir a una clase de preparación para el parto!

¿Dolor de espalda? Cosas que puedes hacer:

- El calor te puede aliviar la espalda. Hay quienes prefieren el hielo. La mayoría de los proveedores de atencióm médica recomiendan que no se metan en un jacuzzi (baño de burbujas calientes) durante el embarazo. Consulta con tu médico.
- Los masajes también hacen sentir bien, así que acepta cualquier frotación de espalda.
- Descansar con las piernas elevadas sirve tanto a la espalda como a las rodillas.
- Acuclíllate o agáchate para recoger cosas del suelo. Evita doblarte hacia delante de la cintura para abajo.
- Acuérdate de pararte con las rodillas relajadas. Esto ayuda a que los músculos de la espalda y las piernas también se relajen.
- Hacer los ejercicios prenatales con regularidad también te puede servir para prevenir el dolor de espalda.

El bebé se mueve

Los bebés saludables son muy activos hacia fines del embarazo. Cuando el bebé se mueve de un lado a otro no duele, por lo general, pero sí se siente.

Entre las veintiocho y treinta semanas de embarazo, el médico te va a hablar de llevar una "cuenta de patadas". Te

puede decir que te acuestes de lado y te concentres en el
tiempo que le toma al bebé moverse diez veces. Una cuenta
de pataditas te puede dar confianza de que el bebé está
saludable.

Durante el embarazo, puede ser que tengas relaciones
sexuales o no las tengas. Quienes las tienen pueden pre-
guntarse si está bien tenerlas. La actividad sexual está bien
excepto en un par de casos. Sangrado, dolor, o ruptura de las
membranas (fuente) son motivos para evitar el coito. Otras
actividades sexuales están bien. De hecho, muchas parejas
sienten un acercamiento excepcional durante el embarazo.

Señales de peligro

Ciertos eventos son más que molestias menores. Si algo
de lo siguiente ocurriese, pregúntale a tu profesional de salud
qué debes hacer:

- Problemas con la vista – borrosa, visión doble, o man-
  chas.
- Hinchazón de la cara, dedos o parte inferior de la es-
  palda.
- Dolores de cabeza – fuertes, frecuentes o continuos.
- Inquietud muscular o convulsiones.
- Dolor de estómago fuerte.
- Vómitos persistentes – pasado el primer trimestre, o
  vómito fuerte en cualquier momento.
- Secreción de fluidos por la vagina – sangrado o fluido
  amniótico o secreción vaginal mayor.
- Señales de infección – escalofríos, fiebres, ardor al
  orinar, diarrea.
- Dolor abdominal – fuerte o inusual.
- Cambio en los movimientos del feto – ausencia de
  movimiento del feto (después de haberlo sentido
  moviéndose rápidamente), cualquier cambio inusual en
  patrón o cantidad.

Si no puedes comunicarte con tu profesional de salud, dirígete al cuarto de urgencia del hospital. Llama al 911 si no puedes ir al cuarto de urgencia.

El embarazo no es permanente

Durante el embarazo tenía dolor agudísimo en la rabadilla. Pudo haber sido la presión. El último mes fue horrible porque estaba enorme y casi no podía ni caminar. Iba al centro comercial y de veras que no podía caminar porque me daban dolores fuertes. Sudaba a borbotones porque me daba mucho calor. La barriga me tocaba la tabla de cortar pan porque me sobresalía tanto.

Courtney, embarazada a los 15 años

La mayoría de las mamás empiezan a sentir que el embarazo es un estado permanente por estos tiempos. Como ya se dijo, nadie ha estado embarazada toda la vida. Por supuesto que esta verdad no te sirve de mucho cuando te sientes así.

Durante las últimas semanas de embarazo, descansa cada vez que puedas, maquíllate, tómate el tiempo para vestirte cuidadosamente. Si tienes los recursos, compra una pieza nueva de ropa de maternidad de tu color favorito para este período de "mi-embarazo-es-permanente".

Muchas mamás en estado (y papás también) sueñan con sus bebés no nacidos aún. Es una experiencia feliz y normal. Sin embargo, no hay garantía de cómo va a lucir tal bebé o de qué sexo va a ser. Disfrútalos por lo que son—sueños.

Es probable que tengas un embarazo relativamente confortable si sigues las sugerencias de este capítulo.

Lo más importante es que te ilusiones con una nueva" tú" siendo madre.

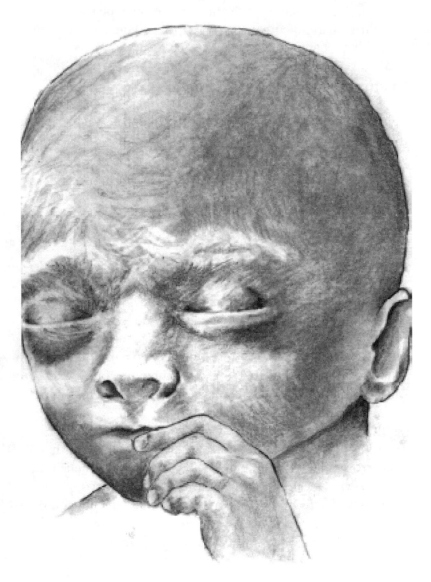

*A las 24 semanas tu bebé está completamente formado
pero aún no está listo para la vida afuera.
Puede pesar alrededor de 11/2 libras.
Nota: El dibujo de este bebé no es a escala.
A las 24 semanas la cabeza es mucho más pequeña.*

3
El desarrollo de tu bebé

- La esperma y el óvulo se unen
- Órganos reproctivos femeninos y masculinos
- Las células se dividen
- El segundo mes y el tercero
- Termina el cuarto mes
- Las visitas prenatales
- Sentirás su movimiento
- El sexto mes – aún no es hora de nacer
- Tu bebé engorda

Me acuerdo de mi primer ultrasonido, cuando tenía como cinco meses. Estaba sentadito con el pulgar en la boca.

A partir de entonces, durante todo el embarazo, me pateaba. Era divertido, esta cosita moviéndose de un lado a otro.

Eso me gustaba—como que me lo hacía más real.

Theo, 19 – Nicklaus, 9 meses

La primera vez que sentí a Jacob moverse, casi no podía aguantar para decírselo a Hal. Hablamos de cómo luciría. Esa noche soñé con el bebé.

Sheela , 17 – Jacob, 4 meses

La esperma y el óvulo se unen

Cada uno de nosotros tiene algo en común con el bebé que está creciendo dentro de ti. Lo maravilloso es que todos empezamos de la misma manera. ¡La esperma de nuestro padre se unió con el óvulo de nuestra madre y aquí nos tienen!

Llegar aquí fue una jornada misteriosa. Esa primera unión tuvo lugar en la trompa de Falopio de nuestra madre. En ese momento parecíamos una bola de células. Esa bola de células creció rápidamente al bajar por un largo tubo de cuatro pulgadas hasta el útero, donde pasó uno o dos días decidiendo adonde implantarse. Tu bebé se estaba desarrollando de esa manera antes de que no faltara un período menstrual. Durante ese tiempo, el número de células aumentó rápidamente. Este proceso se llama proliferación.

Proliferación: Hacer mucho de algo,
por lo general, muy rápidamente.

Órganos reproductivos femeninos y masculinos

El siguiente diagrama de los órganos femeninos y masculinos puede servir para un mejor entendimiento de tu cuerpo y el de tu pareja. Si te aprendes los nombres correctos de las partes del cuerpo te será más fácil hablar con tu médico y tu pareja.

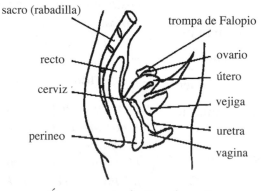

Órganos reproductivos femeninos

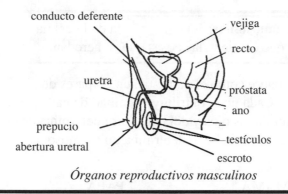

Órganos reproductivos masculinos

Uretra: Abertura por donde sale la orina.

Perineo: Espacio entre la vagina y el recto.

Conducto deferente: Tubo que transfiere esperma durante el coito.

Próstata: Glándula que activa la esperma.

Testículos: Donde se produce la esperma masculina. El semen contiene esperma.

Trompa de Falopio: Parte del cuerpo femenino. El huevo pasa por él al útero.

Óvulo: El huevo que el cuerpo de una mujer suelta todos los meses.

Las células se dividen

Para cuando tu período está atrasado y te están haciendo la prueba de embarazo, las células dentro de ti han empezado un proceso llamado diferenciación. Hasta ahora el aspecto de las células ha sido casi el mismo. Ahora se empiezan a separar.

Diferenciación: Separación de las cosas, juntar según la semejanza.

Unas características llamadas "cromosomas" guían el crecimiento de cada célula.

Cromosomas: La parte básica de la célula
que contiene las cosas que se heredan.

Tanto la madre como el padre tienen 23 pares de estos
cromosomas. Cada uno contribuye la mitad de cada par al
bebé. El color de los ojos y del cabello se determina de esta
manera. El sexo del bebé lo determina un cromosoma que le
da el padre.

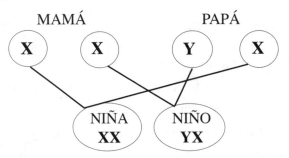

El cromosoma del papá "elige" niño o niña.

A fines del primer mes de embarazo, el embrión
tiene 1/2 pulgada de largo. Los brazos, las piernas
y los hombros apenas aparecen. Los ojos ya están
presentes pero se cree que el bebé no ve todavía.
Las células del cerebro ya se están desarrollando.

A las cuatro semanas, tamaño real

La placenta también se está desarrollando. Ésta le va a dar
proteína, estrógeno y progesterona (hormonas sexuales) que
se necesitan para el desarrollo del cerebro
del bebé, su espina dorsal y muchas otras
estructuras.

El segundo mes y el tercero (5 – 131/2 semanas)

Durante el mes siguiente, el largo del
bebé se dobla y los órganos del abdomen
se le empiezan a desarrollar. A las ocho
semanas se le llama feto. Antes de eso, se

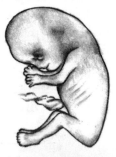

A las once semanas, tamaño real

le llamaba embrión.

Todavía no existe realmente un esqueleto ya que los brazos y las piernas apenas le empiezan. El cuerpo trabaja principalmente en el desarrollo de órganos internos tales como el hígado, el estómago, la vesícula biliar y el bazo. Los deditos se empiezan a desarrollar. La lengua y los dientes también se pueden distinguir. El corazón bombea sangre.

Durante el tercer mes, alcanzará unas 31/2 - 4 pulgadas de largo. El cerebro está creciendo muy rápidamente en este momento. Para fines de este mes, todas las partes del cuerpo van a haber empezado. El resto del embarazo es para afinarlas—para que se hagan más grandes y más eficientes y sean capaces de funcionar por su cuenta sin tu suministro de sangre como alimentación.

Durante este período se desarrollan los órganos sexuales de tu bebé. Ahora podemos decir si va a ser varoncito o nenita.

Ahora tus senos se pueden hinchar y estar delicados. Los pezones y la aréola (área alrededor de los pezones) se verán más oscuros.

Termina el cuarto mes (18 semanas)

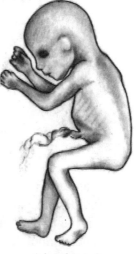

Para fines del cuarto mes, el bebé tiene seis a siete pulgadas de largo, más o menos el tamaño de la parte plana de la mano de su papá. Los músculos y la piel de la cara ya reflejan un patrón heredado--¡se puede ver a quién se parece!

Unas uñas pequeñitas empiezan a crecer. Los pulmones, los últimos órganos en madurar, empiezan a respirar fluido amniótico.

A medida que tu cuerpo se

A las dieciséis semanas, tamaño real

ensancha, tal vez notes que ciertos días te sientes más inflada que otros. Esto se debe, en parte, a que la cantidad de fluido alrededor del bebé varía de acuerdo con lo que respira y bebe de ese fluido. Vas a seguir notando esta variación durante todo el embarazo.

Dicho sea de paso, cuando tu proveedor de atención médica habla de lo avanzada que estás, por lo general se refiere al número de semanas o meses como UPM, es decir, el tiempo que ha pasado desde tu último período menstrual. Cuando tú hablas del número de meses que tienes de embarazo, probablemente tu referencia es desde el momento de la concepción. Si tu cuenta no concuerda con la del médico, tal vez ésta sea la razón. Tiempo estimado de confinamiento (TEC) significa fecha de espera.

Las visitas prenatales conducen a bebés saludables

Tu proveedor de atención médica tal vez te hable de un ultrasonido. Esto se hace en una instalación de atención sanitaria.

Ultrasonido: Una prueba que emplea sonar u ondas parecidas a las radiales para trazar el contorno de tu bebé dentro del útero.

Un ultrasonido, que no duele en absoluto, se hace principalmente para ver cuánto ha progresado el crecimiento del bebé y confirmar la fecha de espera. También puede determinar la presencia de ciertos defectos de nacimiento y a veces, el sexo del bebé. Si te hacen un ultrasonido, tal vez te den una copia de la imagen de tu bebé—aunque no va a ser como una fotografía.

Durante tus visitas prenatales a la unidad sanitaria se te harán importantes pruebas de sangre con frecuencia. Una va a mostrar tu tipo de sangre. Otra se llama PAF (proteína alfa feta), la cual mide la proteína de tu sangre. También da indicios acerca del desarrollo de tu bebé.

Otra prueba que a veces se hace alrededor de las 16 semanas

de gestación se llama amniocentesis. Para esta prueba se saca fluido del útero con una larga aguja y se envía a un laboratorio especializado. Este fluido puede manifestar el sexo del bebé y muchas otras características, incluso raras condiciones géneticas como el síndrome de Down. Esta prueba no es muy dolorosa. Es como cualquier inyección con una aguja.

A alrededor de 75 por ciento de embarazadas les hacen ultrasonido, pero sólo de cinco a diez por ciento toman la prueba de amniocentesis. Si te hacen amniocentesis, te darán los resultados en un par de semanas, de la misma manera en que se dan resultados de sangre. Si te hacen esto, obtendrás una imagen de los cromosomas del bebé.

Todas las visitas prenatales son muy importantes, incluso las cortas a mediados del embarazo.

Sentirás su movimiento

Para la veinteava semana, a mediados del embarazo, tu bebé va a pesar como unas 20 onzas y tener como unas 12 pulgadas de largo. Tu bebé ya abre y cierra los ojos y por eso sabemos que se percata de gran variedad de cosas. Percibe claridad y oscuridad. Hasta puede ser que se chupe el pulgar de vez en cuando. Ahora sientes su movimiento dentro de ti. A este movimiento de un/a bebé se le llama a veces *quickening* en inglés, algo así como "aceleramiento".

Ya el médico puede oír fácilmente los latidos del corazón de tu bebé y lo va a auscultar cada vez que vayas a la visita. Las orejas del bebé ya se han desarrollado para este momento y a veces él/ella responde a ruidos fuertes moviéndose.

Pocos años atrás, ciertos investigadores trataron de averiguar qué oye el/la bebé en esta etapa. Una de las entrevistadas era vilonchelista. Durante su embarazo se preparaba para una presentación. Tocaba una pieza favorita diariamente durante el embarazo. El violonchelo estaba recostado en su cuerpo donde el bebé podía oírlo fácilmente. Descubrió esta madre que, una vez nacido, ella lo podía calmar si tocaba la misma pieza.

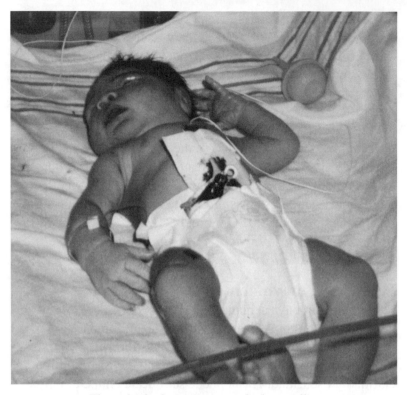

El resultado de nueve meses de desarrollo...

El sexto mes – aún no es hora de nacer

Para las 24 semanas ya tu bebé debe pesar alrededor de 11/2 libras. Ya tiene cabello, pestañas y ese vello finito que a lo mejor has notado en los recién nacidos, el que se conoce como lanugo. El bebé también nace cubierto por una sustancia cremosa llamada vernix. Esta crema la proporciona la naturaleza para que tenga la piel sedosa. Cuando nace tu bebé lo vas a notar, especialmente en los pliegues de la piel.

El bebé ahora puede llorar, pero muy débilmente. Si nace en este momento, probablemente los pulmones no le van a funcionar bien, pero ciertos bebés nacidos tan temprano sobreviven. Sin embargo, si sobreviven, muchos tienes dificultades de por vida.

Como por este tiempo, tal como se menciona en la página 43, el médico te va a hablar de "cuenta de paraditas", el número de veces que tu bebé te patea por hora. Cuenta las paraditas del bebé estando acostada, después de la cena. Si está creciendo bien, la actividad va a ser mayor los últimos meses del embarazo.

Tu bebé engorda

Durante las últimas diez semanas de embarazo, el peso de tu bebé aumenta al fabricar grasa. Hasta ahora ha tenido muy poca grasa. A muchísimos de nosotros no nos agrada la idea de adquirir grasa, pero esto es una parte importante del cuerpo. Es una reserva de energía para desarrollo rápido, el cual continúa aún hasta después del nacimiento. También aísla al bebé del calor y del frío.

La grasa da suavidad y curvas al cuerpo, lo que acolchona el impacto y da la sensación tan agradable de acariciar que asociamos con los bebés. Aunque en teoría tu bebé puede sobrevivir fuera del útero en este momento, la mayor parte de los bebés que nacen antes de las 36 semanas de gestación tienen que pasar varias semanas en el hospital "completando" su desarrollo. Con frecuencia sufren complicaciones por falta de madurez, lo que puede o no puede curarse con el tiempo.

A las 40 semanas, el bebé promedio pesa 71/2 libras y tiene 20-22 pulgadas de largo. Su mamá habrá aumentado por lo menos 25 libras durante el embarazo. El resto del peso que aumentó es para que lo utilice el propio cuerpo de la madre.

La jornada del bebé desde la concepción hasta el nacimiento es sumamente fascinante. Los dos capítulos siguientes te explicarán cómo puedes hacer que tal jornada sea saludable para tu criatura. *Está en tus manos.*

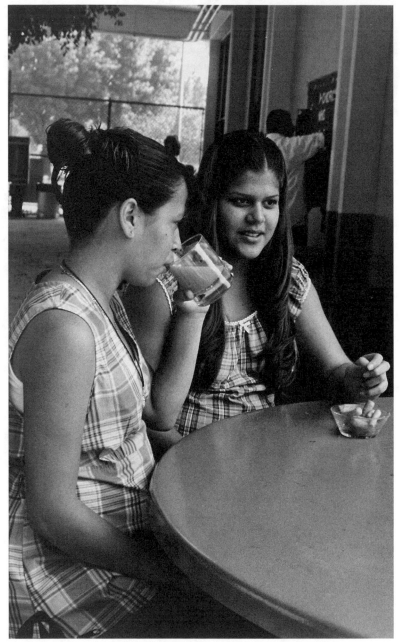

Tu bebé come lo que comes tú.

4

Comer apropiadamente por tu bebé y por ti

- **Tu bebé come lo que comes tú**
- **Prevención de la eclampsia**
- **Importancia de las proteínas**
- **Leche para los huesos y la dentadura del bebé**
- **Frutas y verduras**
- **Cereales y pan**
- **Toma tus vitaminas**
- **Limita la grasa**
- **Las calorías cuentan**
- **El dilema de la comida rápida**
- **Comer por y para tu bebé**

Yo comía bien porque quería un bebé saludable. Ya yo lo quería y sabía que si no comía bien, él iba a salir chiquitito y eso me daba mucho miedo.

Carole, 15 – Kevin, 3 meses

Mi novio come legumbres y yo también ando antojada de legumbres. Bebo mucha leche. No me gusta mucho, pero la tomo porque sé que el bebé la necesita. Tomo mis vitaminas religiosamente, y aunque no me gusta mucho la carne, tengo mucho cuidado de ingerir suficiente proteína. Quiero tener el bebé más saludable posible.

Aneesa, embarazada a los 17 años

Tu bebé come lo que comes tú

"Si ella no empieza a comer mejor, me voy de aquí antes de tiempo", dice el feto en "Inside My Mom", un video producido varios años atrás por la March of Dimes Birth Defects Foundation. El héroe de la película es una caricatura de un feto preocupado por la dieta de su mamá. Lo que quiere dejar en claro es que los bebés de madres des nutridas probablemente nacen antes de tiempo.

El pequeño feto continúa hablando sobre los hábitos alimentarios de su mamá. "¡Ay, qué bueno! Al fin me está dando algo de comer," exclama.

En la siguiente escena, la mamá compra algo de una máquina de comida "basura". El pequeño feto se lamenta : "¡Ay, no! ¡Sólo una golosina! ¿Es que no sabe que necesito comida de verdad?"

Sin embargo, poco después el médico de la madre la convence de que debe comer alimentos saludables para que su bebé sea saludable. Empieza a comer los alimentos que ella y su bebé necesitaban y el pequeño feto está encantado.

Recuerda que si tienes menos de 18 años y estás embarazada, necesitas todos los buenos alimentos que necesita una mujer de más edad que tú más un vaso de leche extra. Tú necesitas ese vaso de leche extra porque tus huesos todavía están en crecimiento. También tienes que beber de 6 a 8 vasos de agua diariamente. El agua es mucho mejor para ti y para tu bebé que la soda o gaseosa.

Tienes que cuidarte a ti misma y comer lo adecuado. El bebé de mi hermana pesó apenas cinco libras al nacer. Me parece que fue porque ella no comía bien. Lo único que hacía era beber sodas y comer papitas fritas y golosinas.

Alice Ann, 15 – Vincent, 3 semanas

Ya sabes cómo se está desarrollando tu bebé dentro de tu cuerpo. El siguiente paso es aprender lo que tienes que hacer para ayudar al crecimiento del bebé. ¿Es tu meta tener un buen bebé sin aumentar mucho peso?

La buena nutrición durante todo el embarazo es esencial si tanto la madre como el bebé han de desarrollarse bien.

Yo cambié mi modo de comer. Cuando quedé embarazada empecé a comer más y a tomar mis vitaminas prenatales. Ya no como comida basura.

Emmy, 18 –Zalena, 4 meses

Entonces, ¿qué es lo que necesitas comer cuando estás embarazada? No existe una fórmula mágica aparte de lo que ya has oído sobre la nutrición en tus clases de salud. Sólo que ahora es tu bebé quien va a sufrir si tú comes únicamente comida basura.

Diariamente necesitas alimentos de los siguientes grupos:

- **Grupo de leche, yogur y queso – 4 porciones**
- **Grupo de verduras – 3-5 porciones**
- **Grupo de frutas – 2-4 porciones**
- **Grupo de pan, cereal, arroz y pasta – 6 porciones**
- **Grupo de carne, aves, pescado, huevo, frijoles/habichuelas secos/as y nueces– 3-5 porciones**
- **Grupo de grasas y dulces – consumir con moderación.**

Necesitabas estos mismos alimentos antes del embarazo, pero ahora necesitas aún más algunos de ellos. Si tienes náuseas, acidez estomacal, o cambios en el apetito, el comer será un problema más grande para ti.

¿Te ha dado acidez alguna vez? Alimentos grasos, muy condimentados, café, chocolate, yerbabuena y menta pueden contribuir a que se produzca acidez. También dan acidez el alcohol y la nicotina. Si no ingieres estos alimentos y bebidas ni fumas, y aún así tienes acidez, prueba a comer comidas más pequeñas. Come más a menudo y bebe líquidos entre comidas.

Un bocadillo a medianoche puede prevenir las náuseas matinales. También puede servir para que no tengas dificultades para dormir a fines del embarazo.

Puede ser que a tu familia le guste comer comidas rápidas con frecuencia, o que tenga otros hábitos que no van bien con la dieta para el embarazo. De ser así, tienes que considerar tu realidad, lo que puedes comer y de lo que dispones para comer. A partir de allí te toca elegir lo mejor posible de entre lo disponible. Esto es importante para ti y para tu bebé.

La buena nutrición ayuda a prevenir la eclampsia

Otro asunto importante en el embarazo es la eclampsia (hipertensión o toxemia a causa de embarazo). La eclampsia es una condición que se presenta en ciertas madres durante las últimas semanas del embarazo.

Señales y síntomas de eclampsia

- **Presión sanguínea extremadamente alta.** (Por eso es que siempre te toman la presión cuando vas al médico.)
- **Dolores de cabeza fuertes y persistentes.**
- **Visión borrosa.**
- **Aumento de peso rápida y repentinamente, con gran hinchazón de piernas, cara, dedos o parte inferior de la espalda.**
- **Eventualmente, convulsiones o músculos agitados.**

Cierta hinchazón es normal porque tu cuerpo almacena líquido para sus necesidades futuras. Pero aumento de peso rápida y repentinamente, con gran hinchazón de piernas, cara, dedos o parte inferior de la espalda podría ser síntoma de eclampsia.

Hay quienes creen que la ingesta de mucha sal causa esta hinchazón. Si tu proveedor de atención médica nota estos síntomas de eclampsia, tal vez te podría recomendar una dieta casi sin sal. Si esto sucede, tienes que cooperar. Pero, generalmente, si comes una dieta balanceada, puedes ingerir una cantidad razonable de sal sin preocuparte. Si tienes dudas sobre esto, pregúntale a tu proveedor de atención médica.

La eclampsia puede ser un problema serio. Es la principal causa de muertes relacionadas con el parto en los países desarrollados del mundo.

No nos proponemos asustarte. Tampoco sugerimos que si de vez en cuando comes indebidamente te vas a morir. Eso sí, el mensaje es que no no se trata simplemente de un asunto de belleza al discutir la nutrición durante el embarazo.

Se sabe de dos cosas que ayudan a prevenir la eclampsia. Una es atención prenatal de manera regular *Visita a tu proveedor de atención médica regularmente*. La otra es comer suficiente proteína, incluyendo productos lácteos.

Importancia de las proteínas

Los bebés cuyas madres durante el embarazo comen suficiente proteína tienen más células cerebrales que los bebés de mamás que comen menos de tres porciones de alimentos que contienen proteína diariamente. ¡Más células cerebrales significan un bebé más inteligente!

Los alimentos proteínicos incluyen toda clase de carnes, pescado y aves. (Sin embargo, por el riesgo de envenamiento con mercurio, la Food and Drug Administration aconseja a las embarazadas no comer tiburón, lofolátilo, caballa y pez espada.)

La mantequilla de maní o crema

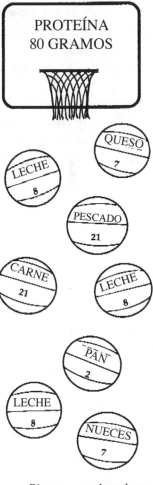

Piensa en cada pelota de basquetbol como si fuera una porción de proteína. Todas juntas te dan la proteína

de cacahuate, los frijoles volteados o refritos con queso, los frijoles al horno y los huevos también tienen mucha proteína. Igualmente la leche que bebes.

Los cereales, el pan, las pastas y unos cuantos más también contienen algo de proteína. Necesitas por lo menos 60 gramos de proteína. Si tú estás aún en crecimiento (tienes menos de 18 años), eres muy sensata si consumes unos 80 gramos al día. Las etiquetas en los productos alimenticios indican la cantidad de proteína en cada porción.

Cambié mi manera de comer. Antes no comía mucho. Por ejemplo, en la escuela comía Cheetos y casi nada más. Cuando estaba embarazada comía mucho. No comía comida basura. No podía comer en absoluto porque vomitaba. Comía pollo, pescado, camarones, legumbres. Bebía mucha leche.

Ynez, 16 – Lenny, 4 meses

Antes del embarazo, Ynez ni siquiera probaba el pescado. Cuando quedó embarazada, comíamos mucho marisco.

Del, 20 – padre de Lenny

Leche para los huesos y la dentadura del bebé

Resulta difícil pensar en la dieta de una embarazada sin pensar en la leche. Además de ser una buena fuente de la muy necesaria proteína, la leche proporciona calcio. El bebé en crecimiento dentro de ti necesita mucho calcio para la formación de los huesos y la dentadura.

Si te gusta la leche, bebe cuatro o cinco vasos diariamente. Si no te gusta la leche, puedes obtener el calcio de otros alimentos. Fíjate en el dibujo de la vaca para ver otros alimentos que proporcionan la misma cantidad de proteína y calcio que un vaso grande de leche.

Es aceptable echarle chocolate a la leche—pero recuerda que así añades calorías. Ciertas personas se preocupan por la cafeína que contiene el chocolate, pero un vaso de leche

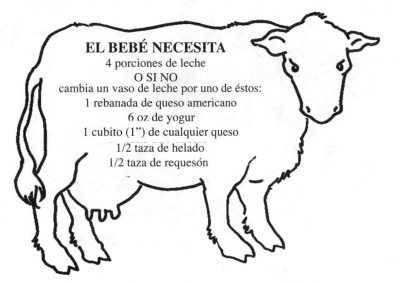

EL BEBÉ NECESITA
4 porciones de leche
O SI NO
cambia un vaso de leche por uno de éstos:
1 rebanada de queso americano
6 oz de yogur
1 cubito (1") de cualquier queso
1/2 taza de helado
1/2 taza de requesón

La vaca sugiere posibles sustitutos para la leche.

con chocolate no contiene tal cantidad de cafeína como para hacerle daño a tu bebé. Una buena manera de reducir calorías es beber leche semidescremada (1%) ó descremada.

Añadir fruta a seis onzas de yogur natural te da aún más proteína que la misma cantidad cuando el yogur ya las trae. Puedes echarle fruta, fresca o enlatada, a medida que lo vas comiendo. Cuando tú misma mezclas la fruta te ahorras dinero. ¿Otros miembros de la familia a veces se comen tu yogur? Puede ser posible que dejen el yogur natural para ti y tu bebé.

Derretir una rebanada de queso en un pedazo de pan para el desayuno o el almuerzo añade la proteína del pan a tu comida junto con el calcio y la proteína del queso.

Frutas y verduras

Las frutas y las verduras contienen agua y carbohidratos que te proporcionan mucha energía. Lo más importante es que son buenas fuentes de vitaminas y minerales. Por lo general, mientras más oscuro el color de los alimentos, más ricos en minerales y vitaminas son. Por ejemplo, el brócoli y la es-

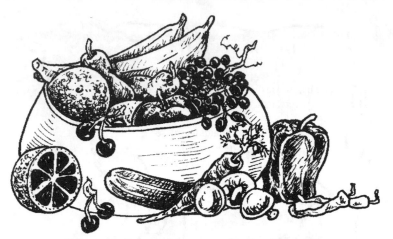

Tienes muchas opciones para frutas y legumbres.

pinaca son más ricos en vitaminas que la lechuga común y corriente o el apio.

Comer gran variedad de frutas y verduras equilibra bien la dieta. Las frutas y las verduras son tan buenas crudas como cocidas. Si comes tu hamburguesa con lechuga y tomate, te comes así una porción de verduras.

Si no te gustan las verduras, puedes obtener casi todos esos nutrientes si comes frutas. Comer fruta con el cereal cuenta por una de las cuatro porciones que necesitas diariamente.

Comer muchas frutas y verduras también sirve para prevenir el estreñimiento.

Cereales y pan

El quinto mes el médico me dijo que estaba muy anémica. Me mandó a tomar dos píldoras de hierro al día y las píldoras me causaron estreñimiento. Entonces comí muchas frutas y bebí muchos líquidos y eso me sirvió. También comí mucha fibra.

Chelsea, 19 – Clancy, 2 meses

A casi todo el mundo le gustan los alimentos de este grupo. Éstos incluyen todos los cereales y todas las clases de pan, así como los espagueti, macarrones, arroz, maíz, avena, tortillas y la masa de la pizza. Come cereales sin azúcar porque tienen menos calorías y más fibra. La fibra sirve para prevenir el estreñimiento, una molestia común durante el embarazo.

Otro beneficio de este grupo es que contiene algo de proteína. Si comes las seis porciones que necesitas diariamente, vas a obtener tanta proteína como si comieras media porción de carne o pescado.

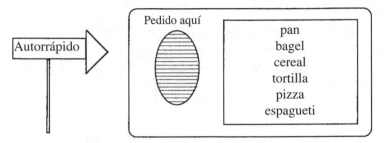

Puedes obtener tu pan y tu cereal aunque comas fuera de casa.

Toma tus vitaminas

Siempre he tenido problemas para comer—la comida no me apetece. Me pusieron a descansar en cama y me hacían tomar un montón de malteadas dobles.

Tuve el parto antes de tiempo y Delila nació con tres semanas de anticipación. Pesó 5 libras, 13 onzas.

Elisa Marie, 15 – Delila, 9 meses

Muy pocos de nosotros comemos una dieta perfecta todos los días. Por ese motivo, y porque tú y tu bebé necesitan gran cantidad de vitaminas y minerales, tu médico te va a recomendar que tomes vitaminas prenatales.

A veces las mamás se quejan de que las vitaminas les dejan un mal sabor en la boca. Si esto te pasa a ti, prueba a tomarlas después de una comida más abundante, ya sea el almuerzo o la cena. Vas a digerir las vitaminas más lentamente con la comida, lo que eliminará el mal sabor en la boca.

A lo mejor ya tú tienes vitaminas comunes y corrientes en la casa, o ves una marca más barata que las que te recetó el médico.

¿Estará bien tomar las otras y no las recetadas? Realmente no. Las vitaminas prenatales contienen cantidades adicionales de vitaminas y minerales que se necesitan especialmente durante el embarazo. Los más importantes son el ácido fólico y el hierro.

Estaba realmente enferma. Estaba anémica y siempre me estaban sacando sangre. Los primeros meses no quería comer nada absolutamente. Siempre arqueaba y vomitaba desde el primer mes al quinto.

Elisa Marie

Anemia: Insuficiencia de hierro en la sangre, lo que causa cansancio, "desánimo" y debilidad.

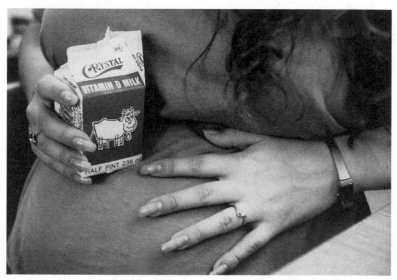

Más leche para el bebé y para ti.

Las embarazadas necesitan más hierro porque están haciendo sangre adicional para ellas y sus bebés. Estudios recientes también han demostrado que las adolescentes embarazadas que toman suficiente hierro todos los días tienen intervalos de atención mayores que las estudiantes que descuidan el tomarlo.

Así, pues, sigue con tus vitaminas prenatales durante todo el embarazo. De hecho, ciertos médicos recomiendan que las mamás continúen tomándolas unas cuantas semanas después de dar a luz porque las vitaminas las hacen sentir mejor.

Si hay otro niño por ahí, ten cuidado de mantener las vitaminas prenatales fuera del alcance de esas manos. El alto contenido de hierro en las vitaminas prenatales puede enfermar a un niño muy seriamente.

Limita la grasa

Esta vez no voy a comer demasiado. Voy a cuidarme el peso, comer bien, pero no aumentar demasiado. La última vez subí de 115 a 180 libras.

Todavía tengo diez libras más de mi peso normal — ¡y estoy embarazada otra vez!

Ellen, 17 – Jackie, 17 meses

¿Qué tal la grasa y las calorías? Cómo se prepara el alimento es tan importante como lo que contiene antes de que se cocine. Por ejemplo, cuando fríes un huevo en una cucharada de mantequilla añades unas 90 calorías.

Los huevos fritos están bien si se preparan en una sartén de teflón sin echarle grasa. Si se les echa una cucharadita de agua se evitará que se peguen y el sabor no cambia para nada.

Otros alimentos ricos en grasa incluyen las jamonadas, perros calientes, panes dulces, postres como pastel o dulces de crema y, por supuesto, todo lo que sea frito en grasa abundante.

Las calorías cuentan

Cuando quedé embarazada eso fue muy emocionante.
Creo que comí todo lo que veía. Caminé mucho, pero aún así
aumenté de peso muchísimo. Por eso es que ahora estoy
tan pesada.

LuAnn, 20 – Eddie, 4

Cuando tu energía está baja, te dan ganas de comer una
golosina o un buñuelo. Pero sólo una hora más tarde esa
oleada de energía desaparece y te sientes desganada otra vez.
Los bocadillos como frutas frescas, maníes o cacahuates,
yogur o leche te darán energía por más tiempo. Como bono,
tales alimentos también le dan más energía al bebé.

Las calorías sí cuentan durante el embarazo. Una adolescente embarazada podría comer de 2500 a 3000 calorías

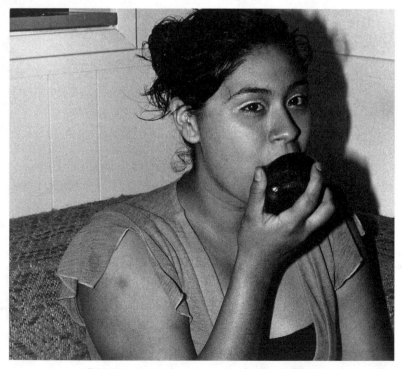

Cómete una manzana en vez de papas fritas.

diariamente. Si te mantienes dentro de este límite y haces una cantidad razonable de ejercicio, probablemente aumentarás entre 24 y 28 libras, la cantidad recomendada por la mayor parte de los médicos.

Lo ideal sería que aumentaras 2-4 libras durante los tres primeros meses de embarazo, más tres o cuatro libras *cada* mes durante los seis meses restantes. Tu aumento de peso incluirá 6-8 libras de tu bebé. El resto del peso adicional se debe a los senos y el útero más grandes, el fluido amniótico y la placenta. Además, tu cuerpo tendrá un volumen de fluido más alto durante el embarazo.

Si tienes 17 años o menos y aún estás en crecimiento, puede ser que tengas que aumentar más de peso, hasta 40 libras. Es importante que tu aumento sea gradual a partir de la octava semana hasta el alumbramiento.

Muchas adolescentes embarazadas creen que si aumentan mucho no van a poder ponerse los jeans y los bikinis. Si comían mucha comida basura antes del embarazo (lo cual parece ser común entre muchas adolescentes que no están embarazadas), puede que continúen esta manera de comer.

Si una embarazada de 16 años come papas fritas y bebe una soda o gaseosa como bocadillo, o no va a tener apetito para los alimentos nutritivos que necesita, o va a subir de peso mucho más de lo que ella quiere o el proveedor de atención médica recomienda. Aumentar 50 a 60 libras durante esos nueve meses tampoco es saludable.

El dilema de la comida rápida

Muchos comen comida rápida. Ciertos adolescentes pareciera como que vivieran a base de hamburguesas, papas fritas y sodas o gaseosas. A veces la gente dice que la comida rápida es comida basura. Algunas cosas, como las sodas, añaden calorías vacías a tu dieta. Si embargo, si tú estás consciente de lo que te conviene, puedes disfrutar de comida rápida de cuando en cuando sin sentirte culpable.

Vamos a comparar varias selecciones:

	PROTEÍNA	CALORÍAS	GRASA
Quesoburguesa doble con tocino	42 gm	890	55%
Papas fritas tamaño reg.	4 gm	420	45%
Soda/gaseosa tamaño reg.	0	243	0
Total	**46 gm**	**1553**	**44%**

Tal vez esto no parece algo tan malo. Obtienes la mitad de las calorías y la mitad de la proteína que necesitas diariamente. Sin embargo, esta comida tiene fallas notorias:

• No deja mucho espacio para calorías el resto del día.

• Incluye muy pocas legumbres y nada de fruta.

• Tiene alto contenido de grasa, más grasa para tu cuerpo.

Lo ideal sería que tus comidas no tuviesen más de 30 por ciento de grasa. Sobre todo, evita tamaños súper, ¡por tentador que sea!

Ahora comparemos la hamburguesa, las papas fritas y la soda con pollo, ensalada y leche:

	PROTEÍNA	CALORÍAS	GRASA
Emparedado de pollo en barbacoa al carbón (no frito)	25 gm	310	17%
10 oz leche semidescremada	13 gm	175	2%
Ensalada con 2 oz de aderezo de queso azul	6 gm	300	75%
Total	**44 gm**	**785**	**36%**

Esto te da casi tanta proteína (suficiente para una comida) como una hamburguesa, papas fritas y gaseosa. Si comes pollo, leche y ensalada, vas a consumir sólo una cuarta parte de tu asignación calórica diaria. Aunque le pongas aderezo a la ensalada, tiene menos grasa.

Te sentirás satisfecha, te sentirás bien—y no vas a necesitar una caminata extra para deshacerte de las calorías.

Ten cuidado con los alimentos descritos como "lite". Por ejemplo, en una cadena de comida rápida, la papa "lite" tiene más de 50 % de grasa, contiene casi 300 calorías y tiene sólo siete gramos de proteína. Eso no es nada bueno desde el punto de vista nutricional.

Comer por y para tu bebé

Para planear las comidas, elige alimentos de todos los grupos que aparecen en la página 61. Ingiere diariamente tres porciones del grupo de proteína, cuatro alimentos lácteos, seis de pan y cereal, de dos a cuatro de frutas y de tres a cinco de legumbres.

Ni toques comidas con mucha grasa o calorías "vacías". Si comes de esa manera, te debes sentir bien y vas a tener un bebé saludable.

Come todo lo que necesites durante el embarazo. *¡Tu bebé te apreciará por eso!*

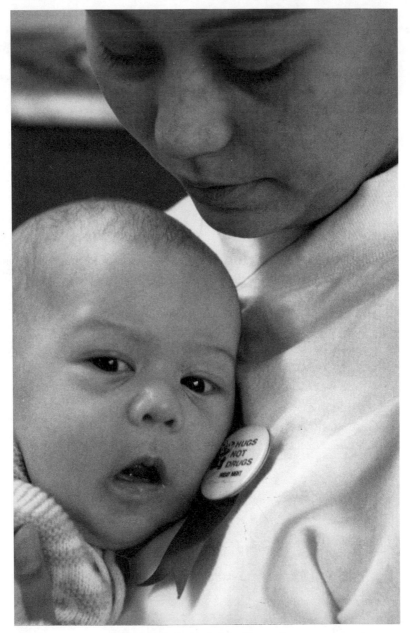

El botón de la mamá lo dice todo —
Es decir, caricias y no drogas para el bebé.

5

"No" al fumar, a las drogas y al alcohol

- **Fumar perjudica al feto**

- **El bebé no puede "respirar"**

- **Las fumadoras pueden tener bebés más pequeños**

- **Síndrome de alcohol fetal (SAF)**

- **Las drogas y el embarazo**

- **"No" a los medicamentos sin receta**

Yo estaba bien enviciada en la droga y el alcohol. Una vez, a las pocas semanas de embarazo, me enojé con Jim, así que me emborraché y me asusté. Pero Orlando está bien y yo me voy a mantener alejada de todo eso. No quiero tener miedo la próxima vez. Yo sé que tomar y fumar marihuana no me va a servir de nada. Sólo empeorará las cosas.

Holly, 17 – Orlando, 5 meses

Quería dejar de fumar cuando quedé embarazada, pero no podía. Yo estaba consciente de los riesgos para mi salud y la de mi bebé, pero de nada me servía. Al fin, en la escuela tomé una clase para dejar de fumar, principalmente porque necesitaba el crédito para graduarme.

Tenía que anotar, cada vez que quería un cigarrillo, lo que estaba haciendo en ese momento y lo que podía hacer en vez de fumar. Decidí que eso no iba a funcionar. Ya yo tenía varias semanas de embarazo, pero de alguna manera logré dejar de fumar.

Angelica, 20 – Shaun, 3

Ciertas personas, cuando se sienten confusas o preocupadas por algo, se refugian en las drogas, el alcohol o en fumar para su confort. Cuando consideramos el peligro que representa para el feto que la mamá fume (inclusive marihuana), use drogas, o beba licor, sin embargo, todas estas actividades son una forma de abuso del menor—aunque ese menor esté aún por nacer.

Fumar perjudica al feto

¿Fumas tú? Si estás embarazada, te puedes hacer un gran favor a ti misma y a tu bebé si dejas de fumar.

Yo fumaba mucho. Entonces un día Tim me dijo que no me quería besar porque olía a cenicero. Luego Angel, que tenía 2 años, me partía los cigarrillos y los tiraba por todos lados. Tim me dijo: "Ya ves, Angel quiere que dejes el cigarrillo".

Le contesté: "En mi familia todo el mundo fuma".

Él respondió: "Bueno, pero tú no lo tienes que hacer".

No me dejaba comprar cigarrillos. Me dijo que me compraría cualquier otra cosa. Entonces quedé embarazada con Kenny. Tim y yo nos sentamos y yo le dije: "Creo que va a ser bien duro para mí. Mi cuerpo me dice que quiero fumar y mi bebé me dice que no debo fumar". Sí tuve una semana terrible. Me pasé una semana entera sin fumar y comí como loca.

Pues, después de esa semana, ya no tenía ganas de fumar. De hecho, el humo me molestaba. Mi familia me soplaba humo en la cara porque todos creían que así me fumaría uno.

Yo les decía que no tenía ganas de fumar.
Así fue como tuve consciencia de cómo huele un fumador.
No lo soporto. Mi hermano fuma y cuando llega huele
terrible. Estoy contenta de haber dejado de fumar.

Meghan, 25 – Angel, 8; Kenny, 6; Jose, 2; Leon, 8 meses

El bebé no puede "respirar"

Fui al médico cuando tenía cuatro meses de embarazo.
Cuando al fin acepté que estaba embarazada, dejé el cigar-
rillo bastante. Luego en mi último mes, me entró una obsesión
de fumar—aunque aún no había visto a Karl. De repente
quise dejar el hábito por él (o ella—aún no sabía qué iba a
ser). Dejé de fumar así sin más. Después ni podía soportar
que nadie fumara—casi me enfermaba.

Todavía no he vuelto a fumar. Considero que debo hacer
todo lo posible por influir en Karl para que no fume. Si me
siento nerviosa y me dan ganas de fumar, me tomo una soda o
un vaso de agua o a veces como una zanahoria, o me meto un
palillo en la boca, cualquier cosa menos un cigarrillo. Sé que
si me fumo uno, recaigo, de modo que simplemente no puedo
fumarme ese primer cigarrillo.

Kimberly, 17 – Karl, 23 meses

Cada vez que fumas, es difícil para tu bebé "respirar" dentro de ti. Por supuesto que un feto no respira como nosotros,
pero cuando su madre fuma, recibe menos oxígeno.

Estudios recientes indican que el feto puede estar en apuros
cuando su madre se encuentra en un lugar lleno de humo.
Estar en un lugar así pone al bebé más intranquilo ya que no
puede recibir suficiente oxígeno.

Las fumadoras pueden tener bebés más pequeños

Tan pronto me enteré de que estaba embarazada, dejé de
fumar porque dicen que se puede tener un bebé prematuro. Yo
no quería ese riesgo. Son sólo nueve meses de no fumar y muy

bien puedes dejar de arriesgarte. Después de todo, hay otra
vida dentro de ti.

Cheryl, 15 – Racquelle, 2 meses

Las embarazadas que fuman tienden a dar a luz a bebés
más pequeños que tardan en aumentar de peso. Eso se debe a
que el bebé no recibe suficiente oxígeno. El nacer demasiado
pequeño es una de las principales causas de muerte infantil y
de muerte de recién nacidos. También hay abortos espontá-
neos, partos de fetos muertos y muertes repentinas de bebés
(SIDS por las siglas en inglés) entre madres fumadoras. Estos
bebés también se resfrían más y tienen más pulmonía que
otros bebés.

Una vez estudiamos los efectos del fumar entre los estudiantes de nuestra escuela. Ese año treinta y nueve bebés
nacieron a estudiantes en nuestro programa especial para adolescentes embarazadas. Cuatro de esos bebés pesaron menos
de seis libras. Las madres de tres de ellos fumaron durante el
embarazo. Casi nadie más en esa clase fumaba.

De paso, el comentario de Cheryl anteriormente, "Son
sólo nueve meses de no fumar" no tiene sentido si uno quiere
que su bebé sea lo más saludable posible. Los bebés cuyas
madres (y padres) fuman se resfrían, tienen dolor de garganta
e infecciones de oído el doble de veces que los de padres que
no fuman.

Síndrome de alcohol fetal (SAF)

Mis amistades me decían: "Ay, un poquito (de licor) no
te va a hacer daño". Pero yo no bebí. Yo siempre pensaba en
esos primeros dos o tres meses, si había hecho yo algo que le
pudiera hacer daño a ella. Me preocupaba de que mi bebé no
saliera bien. Fumar es lo suficientemente perjudicial, pero las
drogas y el alcohol—no me explico cómo nadie puede
tomarlos durante el embarazo.

Beth, 18 – Patty, 3 semanas

Si estás embarazada, piensa antes de beber—¡y no lo

hagas! El síndrome de alcohol fetal (SAF) es una condición que afecta a bebés cuyas madres ingirieron bebidas alcohólicas durante el embarazo. Es sabido que el alcohol puede causar toda una gama de defectos físicos y mentales un un feto, como retardación mental.

Un bebé con SAF puede nacer abnormalmente pequeño, especialmente el tamaño de la cabeza. Pero a diferencia de la mayor parte de los recién nacidos pequeños, el bebé con SAF nunca llega a alcanzar el tamaño normal. La mayor parte de estos niños tiene el cerebro más pequeño de lo normal, lo que da como resultado retardación mental que puede ser leve o severa. Por lo general son nerviosos y tienen problemas de comportamiento. Casi la mitad de los bebés con SAF tienen defectos cardíacos que pueden requerir cirugía. Aún cantidades pequeñas de alcohol pueden producir abnormalidades faciales.

"El síndrome de alcohol fetal es un defecto
de nacimiento que sólo la madre puede prevenir".

Lo peor que puede hacer una embarazada es darse una borrachera. Es particularmente riesgoso para un feto mucha bebida seguida. No existe nivel seguro para el uso del alcohol por parte de embarazadas, particularmente durante los tres primeros meses, cuando los órganos vitales del bebé se están desarrollando.

"Para estar segura, olvídate de beber durante el embarazo", advierte Anita Gallegos, ex directora de servicios comunitarios, capítulo de Southern California de la March of Dimes Birth Defects Foundation. "Éste es un defecto de nacimiento que sólo la madre puede prevenir".

Las drogas y el embarazo

El día que me enteré que estaba embarazada, se acabaron
las drogas para mí. Mi mamá usó drogas cuando estaba

embarazada de mí y de mis hermanas y todas nosotras tenemos algo que no anda bien. Yo no le puedo hacer eso a mi hijo. Y antes, mi cuñada usaba drogas y el bebé de ella se murió al mes de nacido. Yo me preocupé mucho por mi bebé. Se acabaron las drogas para mí.

Bridget, 18 – Caelin, 21/2; Barnaby, 6 meses

Tomar drogas durante elembarazo es poner en peligro a la criatura. No tomes drogas a no ser que el médico te las recete. Las drogas ilegales tienen efectos de por vida en estos bebés. Una criatura expuesta a drogas antes de nacer va a ser retardada mental y a tener dificultades de aprendizaje, lenguaje demorado, hiperactividad, destrezas de juego deficientes y otras condiciones que interfieren con la vida normal. Los bebés que nacen adictos a menudo tienen discapacidades físicas. Si se les identifica como drogadictos al nacer, tal vez no se les permita estar con la madre. En ese caso, se enviarían a un lugar de acogida ("foster care" en inglés).

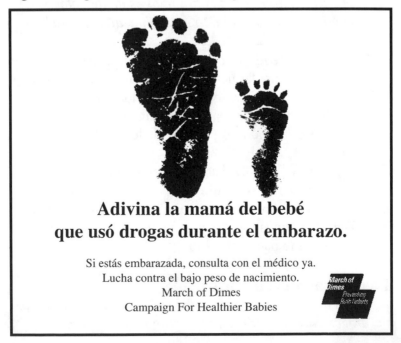

**Adivina la mamá del bebé
que usó drogas durante el embarazo.**

Si estás embarazada, consulta con el médico ya.
Lucha contra el bajo peso de nacimiento.
March of Dimes
Campaign For Healthier Babies

Las discapacidades de aprendizaje tal vez no aparezcan sino hasta que el niño o la niña entre en la escuela. Muchos de los efectos de la cocaína, el crack y el cristal (crank) no se notan al nacer y los padres pueden pensar que han tenido suerte. Crack, cocaína y cristal todos tienen los mismos efectos. Los tres causan pequeños agujeros en el cerebro. Los niños expuestos prenatalmente a las drogas probablemente tengan problemas sociales que les impidan hacer amigos con facilidad. ¡Qué soledad!

Fumar marihuana también afecta a tu bebé antes de nacer. Además de reducir el oxígeno que llega al bebé, como resultado de la droga el bebé puede sufrir un derrame/una apoplejía o si no, daño permanente en el cerebro.

Los bebés cuyas madres son adictas a la heroína lo más seguro es que sean unas criaturitas patéticas que pasan por síntomas de abstinencia al nacer. Estos bebecitos sufren la misma agonía que sufren los drogadictos adultos una vez que dejan la heroína en seco.

"No" a los medicamentos sin receta

Casi todos sabemos que no se deben tomar drogas "fuertes" durante el embarazo. Pero, ¿sabías que ciertas drogas que se venden "sin receta" también pueden ser problemáticas para un feto? La dosis adecuada para la madre generalmente es una dosis excesiva para el bebé.

Se ha comprobado que muchas drogas son perjudiciales para el feto, tantas que la literatura de la March of Dimes subraya: "No tomes drogas de ninguna clase, ni siquiera un rocío nasal, aspirina o Tums, a no ser que tu médito te lo recete". Los laxantes son especialmente peligrosos durante el embarazo.

Ningún momento es adecuado para usar drogas, alcohol o nicotina, pero durante el embarazo es el peor momento. Ayuda a tu bebé a empezar la vida con salud.

¡No bebas, ni fumes, ni uses drogas!

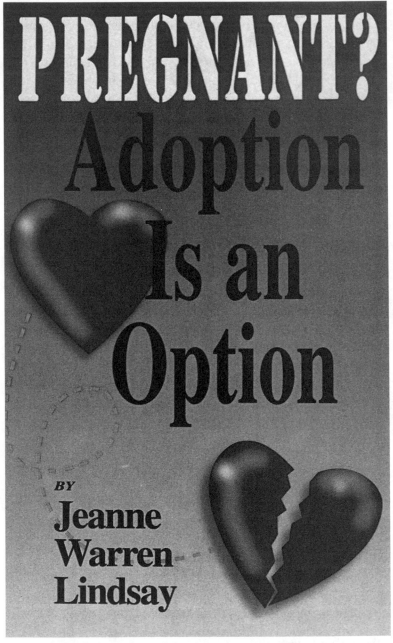

PREGNANT?

Adoption

Is an

Option

BY

Jeanne
Warren
Lindsay

Madres y padres adolescentes cuentan sus historias

6
Para algunos, la adopción es una opción

- **La adopción está cambiando**
- **La consejería es importante**
- **Los derechos del padre**
- **Planear la adopción es difícil**
- **Lo que sienten los abuelos**
- **Tomar la decisión definitiva**
- **Los padres naturales se van a afligir**
- **Apoyo a un plan de adopción**

Salí embarazada a los 14 años. No lo esperaba—usábamos métodos anticonceptivos, pero el preservativo se rompió.

No se lo dije a mis padres. Mi papá lo sabía y mi mamá se enteró por medio de una amiga. Se enojó mucho conmigo—quería que abortara.

Mi novio y yo no estábamos realmente juntos. Me dijo que no quería tener nada que ver con el bebé. También me dijo que él iba a pagar por el aborto, pero yo no quise.

Yo le dije que estaba considerando la adopción. Él nunca decidió nada. Sólo seguía lo que yo decía.

Carmen – dio a su bebé en adopción

A lo mejor estás pensando: "¿Yo? ¿Hacer un plan de adopción? ¡Qué locura!" En todo grupo de adolescentes embarazadas, unas cuantas pueden considerar la opción de la adopción. Aún menos lo harán. Sin embargo, este capítulo se dedica a ese tópico por distintas razones:

• Si eres una de las pocas que está considerando la adopción, necesitas información, ánimo y apoyo.

• Si alguna conocida tuya está considerando un plan de adopción para su criatura, necesita tu ayuda.

• Tú o alguna persona conocida tuya puede ser adoptada. Tú y todo el mundo deben saber que los padres naturales no quieren "regalar" al bebé. Se requiere muchísimo amor y valentía para dar a un bebé a otra familia por medio de la adopción.

• Puede ser que tú conozcas a padres adoptivos, o tú misma puedes adoptar más adelante. Tienes que estar al tanto del importantísimo papel que tienen en la adopción los padres naturales.

Asimismo es importante saber que tienes opciones. Lo ideal sería que las jóvenes y sus parejas, con embarazo antes de lo esperado, preparen un plan de crianza y un plan de adopción.

Si deciden criar a su vástago, lo más seguro es que sus sentimientos sean positivos, a sabiendas de que consideraron otra opción y que la crianza es lo que decidieron. No es que estuvieran atrapados por la crianza temprana a falta de opciones. Saber que uno tiene opciones lo hace sentir liberado.

La adopción está cambiando

Quedé embarazada tres meses antes de mi graduación. Antes yo no sabía nada sobre adopción—no se hablaba mucho de eso. Pero tuve la suerte de estar trabajando con una muchacha que había tenido una adopción abierta y yo lo sabía porque ella hablaba abiertamente del asunto.

Si no hubiera sido por ella, tal vez nunca se me hubiera ocurrido la adopción.

Maggie, 17 –dio a su bebé en adopción

Hay quienes piensan que dar a un bebé en adopción quiere decir que la madre natural no lo va a volver a ver nunca. Durante muchos años, las adopciones por medio de agencias y las independientes funcionaban así. Pero la práctica de la adopción en Estados Unidos ha cambiado enormemente. La adopción "abierta" es posible ahora en casi todas las áreas.

Hoy día, por lo general los padres naturales pueden elegir a la familia adoptiva para su bebé. Ya no tienen que "regalar" al bebé y no verlo nunca más si preparan un plan de adopción. Para unos, este tipo de adopción "abierta" hace que la decisión sea más factible.

La adopción abierta fue lo diferente. Si yo no pudiera verla más sería más duro.

Ahora recibo cartas, tarjetas, fotos. La adopción de antes—nunca hubiera podido hacerlo sin saber dónde está.

Estaría criándola en estos momentos, lo cual no habría estado mal. Yo la quiero muchísimo pero me parece que ellos le pueden dar muchísimo más que yo, y están más preparados para criar.

Me parece que tienes que estar preparada emocionalmente para criar a una criatura, y me parece que yo no lo estoy. He visto a muchas muchachas luchando para criar a sus bebés. Y he visto la situación de la criatura, de allá para acá entre mamá y papá y los padres peleando constantemente.

La consejera de adopción que trabaja con los padres naturales puede mostrarles varias decripciones de posibles parejas adoptivas y los padres naturales eligen la que les parece que van a ser los mejores padres. Ciertos centros de adopción aconsejan que la madre (y el padre, si es posible) entreviste(n) a varias parejas personalmente antes de decidir quiénes deben criar a su bebé.

Esto puede suceder varias semanas o hasta meses antes del nacimiento del bebé y la madre natural puede pasar algo de tiempo, durante el embarazo, con los padres adoptivos. A veces ella los invita a presenciar el alumbramiento en la sala de partos. Los padres naturales y los adoptivos pueden hacer planes para continuar viéndose en ciertas ocasiones después de haber completado la adopción.

Ciertos padres adoptivos, lamentablemente, no han mantenido su promesa de continuar la relación con la madre (y el padre) natural. Pero ciertos estados, inclusive California y Washington, ahora proporcionan ayuda legal para acuerdos de adopción abierta.

"Instrúyete sobre lo que realmente la adopción abierta", sugiere Brenda Romanchick, directora de Insight, una organización sin fines de lucro dedicada a educar sobre la adopción abierta. "Cuando hablas con un consejero de una agencia, pregúntale a qué exactamente llaman ellos adopción abierta".

Si tienes preguntas o quieres saber dónde hay una agencia o centro de adopción en tu área que ayuda a facilitar adopciones realmente abiertas, comunícate con Brenda, al 877. 879.0669 ó al 248.543.0997. O si no, visita su sitio web, <openadoptioninsight.org>

Desde el punto de vista legal, la decisión de adopción no se puede hacer sino hasta que nace el bebé. La madre natural no tiene absolutamente ninguna obligación de cumplir con el plan de adopción. Si, después de ver a su bebé, decide criarlo/la, ella tiene todo el derecho que tiene toda madre de hacerlo.

Si te interesa a ti o le interesa a otra muchacha embarazada averiguar más sobre la adopción, tú o ella pueden ponerse en contacto con un consejero de adopción. Puedes ir a una agencia de adopción registrada o a un centro independiente de adopción.

Un buen consejero, por supuesto, no va a tratar de con-

vencerte para que des a tu criatura a otra familia. El papel
del consejoro es ayudarte a estudiar tus opciones para que tú
misma puedas tomar la mejor decisión posible para ti y para
tu bebé.

La consejería es importante

Es importante que tanto los padres adoptivos en potencia
como los padres naturales reciban consejería. La adopción es
una crisis para todos los involucrados. Cuando se discuten todos los asuntos con alguien que no está directamente afectado,
a menudo esto le sirve a uno para entenderse con el asunto.

No debe haber cargos por consejería para los padres naturales. Por lo general, esto se incluye en los cargos que pagan
los padres adoptivos cuando adoptan a una criatura. Sus cargos también cubren los costos legales y pueden incluir gastos
prenatales de la madre y el alumbramiento.

En muchos estados, también es legal que los padres adoptivos paguen "gastos necesarios del vivir" para la madre natural
durante por lo menos la última parte del embarazo. No es
legal que los padres adoptivos paguen a los padres naturales
directamente a cambio de su bebé. Los bebés no se venden.

*La buena consejería es sumamente importante
para todos los involucrados
en planear una adopción.*

Las agencias registradas por lo general proporcionan
buenos servicios de consejería tanto a los padres naturales
como a los adoptivos. Las adopciones independientes pueden
ser simplemente que los padres naturales escogen una familia
adoptiva. Entonces la familia adoptiva contrata a un abogado
para que se encargue de la parte legal.

En muchas ocasiones, cuando se trata de una adopción
independiente las partes reciben muy poca consejería, si es
que la reciben. Pero hoy día con más frecuencia los centros

de adopción independiente proporcionan asistencia legal para la adopción, así como la muy importante consejería para los padres naturales y los adoptivos.

Repetimos, la buena consejería es sumamente importante para todos los involucrados en planear una adopción.

Los derechos del padre

El papá firmó los papeles pero no compartió nada. No estaba presente cuando nació Jenae. Después me pidió una foto de su hija.

Se la di porque yo sabía que él se había perdido algo magnífico. Él tiene una foto pero no tiene los recuerdos de Jenae.

Kerry Ann, 17 – dio a su bebé en adopción

Las leyes para adoptar varían muchísimo de un estado a otro, de una provincia a otra. Generalmente, el papá, al igual que la mamá, tiene que firmar los papeles de adopción. En ciertos estados, el hombre que aparece como padre tal vez tenga que firmar uno de tres documentos legales.

Opciones legales del padre

1. Puede dar su permiso para que la adopción prosiga.

2. Puede negar que es el padre de la criatura.

3. Puede renunciar a todos sus derechos sobre la criatura.

Las leyes estatales varían en cuanto a los pasos que se toman si el padre nombrado se niega a firmar algo. Si se presume que él es el padre, y él no firma los papeles de adopción, la adopción puede retrasarse o hasta negarse.

La consejería también es importante para padres naturales. Si la mamá natural puede seleccionar a los padres adoptivos, vale la pena que ella o su consejera anime al papá a que participe en el proceso.

Si él tiene la oportunidad de expresar lo que siente, tal vez se dé cuenta de que la adopción es una opción de amor y cuidado, posiblemente la mejor opción para él, para la madre natural y para la criatura que ambos han procreado.

Planear la adopción es difícil

Las adolescentes tienden a pensar: "Mi bebé me va a querer. Le voy a poner ropa bonita y se verá lindo y todo el mundo me querrá a mí también." Pero no están tomando en cuenta las largas noches, el llanto. No piensan: "¿Cómo lo voy a llevar al médico cuando yo ni siquiera sé manejar todavía?" A mí no me gustaba tener que depender de otros.

Nita, 15, dio a su bebé de 3 meses en adopción

El solo considerar un plan de adopción requiere valentía. Muchas mujeres se apegan a sus bebés durante el embarazo. Cuando empieza a moverse, de repente se hace "real".

Hacer un plan de adopción significa mirar hacia el futuro y cuidadosamente intentar juzgar los recursos y capacidades propias para la crianza. Éstas son algunas de las preguntas que una joven embarazada podría hacerse a sí misma al considerar el futuro de su bebé:

- ¿Soy capaz de ser madre las 24 horas del día?

- ¿Tengo la voluntad de ser responsable por mi criatura? ¿O dependo de mis padres para que me ayuden? De ser así, ¿han convenido en proporcionar toda la ayuda que yo espero?

- ¿Tengo un plan realista para mantener a esta criatura desde el punto de vista monetario?

Las preguntas podrían seguir por lo largo. El punto es que hay que ver las opciones que se tienen, pensar en las cosas buenas y las malas acerca de cada opción y luego llegar a una decisión, la mejor decisión posible para ti y tu bebé.

Lo que sienten los abuelos

Tenía cinco meses de embarazo cuando la mamá de él vino a rogarme que diera al bebé en adopción. Yo lloré y lloré y ella no escuchaba una palabra de lo que yo decía.

Me habló de mi falta de madurez, que yo no era más que una muchachita y no sabía lo que estaba haciendo. Mi mamá se enojó muchísimo.

Kristin, embarazada a los 15 años

Tus padres puede que tengan opiniones firmes acerca de la adopción. Podrían oponerse terminantemente a ella. Tal vez digan: "Ninguna criatura es nuestra para regalar". O si no, tal vez te hagan presión porque quieren la adopción. Para muchos padres es difícil darse cuenta de que son los *padres naturales* quienes deciden en pro o en contra de la adopción.

Legalmente, a cualquiera edad que tengan, ésta es decisión de los padres naturales. Los padres de una madre en espera, de 14 años, consideran que ellos deben ser parte de la decisión de si el nieto/la nieta va a ser parte de la familia o si la crianza va a ser para otra familia. Es un momento muy difícil para ellos.

Hablar con un buen consejero es asimismo un buen plan para tus padres, aunque estén seguros ahora, antes del parto, de que la adopción es el mejor plan. Cuando ven por prime- ra vez a su adorable nieto/nieta, los sentimientos se pueden apoderar de ellos.

Apenas después del alumbramiento no es el momento para que tomes una decisión que va a cambiar tu vida, ni tampoco es prudente que tus padres cambien de opinión repentinamente.

Tomar la decisión definitiva

A veces la madre del bebé, o el padre, o ambos, preparan un plan de adopción durante el embarazo, luego cambian de idea en el hospital. Cuando ven a su bebé, es amor a primera vista. ¿Cómo, entonces, pueden deshacerse de esta criatura para que la críe otro?

---

*Es una buena idea escribir las razones
por las cuales se decide en favor de la adopción.*

Es mejor demorar un par de días antes de completar el plan de adopción o decidir criar a la criatura. Tras los dolores del parto y el alumbramiento, a la madre probablemente se le dificulta tomar esta decisión que cambia la vida. En ese momento, ella "sabe" que no puede dejar ir a su bebé.

Si se hace un plan de adopción durante el embarazo, es una buena idea escribir las razones por las cuales se decide en favor de la adopción. Esas razones probablemente no han cambiado ahora que el bebé ha nacido. Si la madre (y el padre) pueden hacerse recordar a sí mismos las razones para la adopción, tal vez estarán en mejores condiciones después del alumbramiento para tomar una decisión con la cual puedan vivir.

Está bien si cambian de parecer. La decisión definitiva de adopción no puede hacerse antes del parto. En ciertos estados, las adopciones independientes no se pueden completar sino hasta varios meses o hasta un año después de que la criatura está con una familia adoptiva.

La razón es que decidir dar o no dar a la criatura de uno en adopción no se debe hacer impulsivamente. Sea como sea, es una decisión terriblemente importante para los padres naturales y para su criatura.

Los padres naturales se van a afligir

Dar a un bebé en adopción es, sin lugar a dudas, una de las cosas más difíciles que alguien puede hacer. Cualquier madre o padre que completa un plan de adopción tiene que darse cuenta que va a afligirse profundamente por esta criatura que ya quiere.

Firmé los papeles y Arnie desapareció. Lloramos durante tres meses y nos preguntábamos — ¿tomamos la decisión correcta?

A veces me gustaría no haberlo hecho, haberlo criado—y por supuesto que lo hubiéramos podido hacer—pero teníamos que pensar en su futuro. No es que yo crea que las cosas materiales son tan importantes, pero el apoyo de ambos progenitores es importante para nosotros.

Unos meses más tarde, las cosas fueron un poco más fáciles. Hay que proponerse para dejar atrás la aflicción— hasta me parece que uno nunca lo olvida totalmente. Arnie está en mi mente constantemente. Pienso muchísimo en él.

Los padres naturales deben seguir viendo al consejero por un tiempo después de que la criatura esté con los padres adoptivos. De hecho, en este momento es que la consejería puede ser más necesaria. También puede servir unirse a un grupo de apoyo formado por padres naturales.

Apoyo a un plan de adopción

Cuando se lo dije a mi abuela, ella no sabía que ya yo estaba tan adelantada porque no se me notaba. Ella quería que abortara pero yo no podía hacerlo. Hablé con un consejero sobre adopción abierta, pero me pareció que eso iba a ser muy duro.

Cuando veía a otras muchachas criando a sus bebés, parecía ser fácil. Pero para mí es muy duro. Si tuviera que hacerlo otra vez, consideraría la adopción.

Elisa Marie, 15 – Delila, 9 meses

Si alguien en tu clase o alguna otra amiga está considerando un plan de adopción para su bebé, ¿qué puedes hacer para ayudarle? Cosas que no ayudan incluyen el decir:

- ¿Cómo puedes tú regalar a tu bebé?

- Seguro que tú no quieres a tu bebé.

- Nadie que se preocupe por su bebé consideraría la adopción.

¿Por qué puede alguien hacer comentarios tan imprudentes? Oír cosas así puede ser muy doloroso para una joven que esté considerando un plan de adopción. Por lo general, quienes hacen tales comentarios son simplemente insensatos. No se dan cuenta de lo doloroso de esos comentarios para la persona que sufre la agonía de decidir cuál es la mejor manera de proporcionar una vida satisfactoria para su criatura.

Las estudiantes en una clase de jóvenes embarazadas hablaban de la adopción. "¿Cómo podemos apoyar a una estudiante que considera esta difícil e impopular decisión?" preguntó la maestra. Lauren, embarazada a los 17 años, contestó con excepcional atención y cuidado:

Escuchar y entender sus pensamientos. Si alguien te dice que está pensando en la adopción, escúchala siempre con la mente abierta. No la menosprecies por pensar así porque todo el mundo tiene derecho a pensar como quiera. Tal vez tú no estés de acuerdo, pero no es asunto tuyo. Sólo entender y escuchar sirve de mucho.

Decidir que otra familia sea la que críe a la criatura de uno es una decisión tremendamente difícil. Para una adolescente aún no apta para criar, la adopción puede ser la opción de más amor. Es muy importante tener amistades que apoyen a los padres naturales durante este momento tan difícil.

*Para mayor información sobre adopción, ver **Pregnant? Adoption Is an Option**, por Lindsay (Morning Glory Press).*

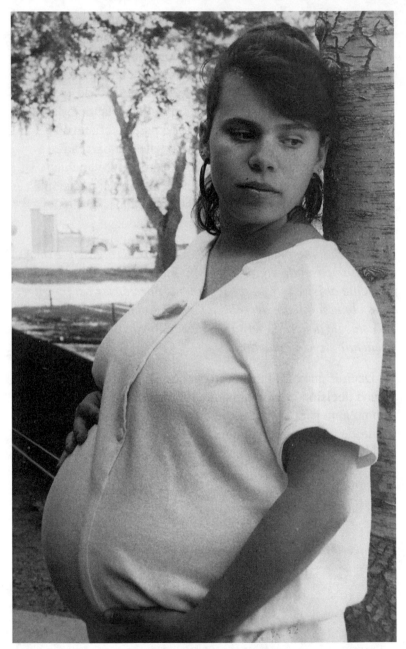

Su bebé va a llegar pronto.

7
Preparación para los dolores de parto y el alumbramiento

El alumbramiento preparado me ayudó. Era mi primer bebé y yo no sabía qué hacer. Nos mostraron vistas de lo que sucede, especialmente el alumbramiento.

Ynez, 16– Lenny, 4 meses

El alumbramiento preparado me ayudó a enfocar y a respirar debidamente. Mi mamá y mi papá estuvieron presentes durante el alumbramiento. Mi papá no quería entrar pero yo le dije: "Ponte esa ropa y vamos" y lo hizo.

Papi nunca antes había visto un nacimiento—estaba realmente nervioso. Después, quería tanto

tener a Antoine en brazos que casi no dejaba que la
enfermera lo limpiara.

Elysha, embarazada a los 17 años

Durante las primeras semanas de embarazo, probablemente estuviste muy ocupada con todas las decisiones que tuviste que tomar. Tal vez tuviste que entenderte con los altibajos emocionales que tu embarazo causó a la familia, a tu novio y a ti misma. Al mismo tiempo, tú has estado enfrentando todos los cambios físicos presentados en el capítulo 2.

Para el momento en que sientas al bebé moviéndose dentro de ti, probablemente vas a empezar a pensar en los dolores de parto y el alumbramiento. Algunas personas tal vez han compartido sus historias de los dolores y el alumbramiento. Escuchar lo que tienen que decir otras personas puede ser útil, pero recuerda que la experiencia de cada quien es única.

Peldaños para los dolores de parto y el alumbramiento

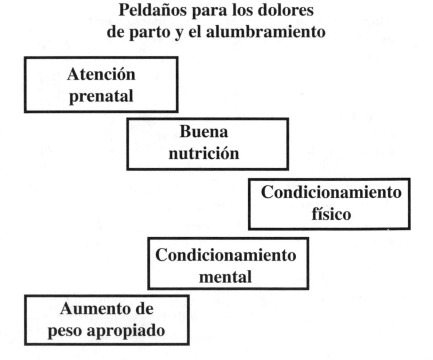

Nueve meses de preparación

A casi todas nosotras nos gustaría saber que vamos a tener la mejor experiencia posible al dar a luz. Tú puedes hacer mucho durante el embarazo para ayudarte a ti y a tu bebé a laborar juntos por una buena experiencia para ambos al dar a luz.

Contracciones tempranas

Durante las últimas semanas del embarazo, el útero empieza a prepararse para el gran evento.

Útero: El músculo hueco en que crece el bebé

A lo mejor puedes sentir contracciones tempranas. Una contracción se siente como si el útero hiciera un puño. Puedes ver tu vientre endurecerse y moverse cuando el bebé lo empuja.

Estas contracciones tempranas se llaman contracciones de Braxton-Hicks o contracciones precoces o falsas. El decir "dolores" puede hacer pensar que estas contracciones son muy dolorosas. Pero mientras más te relajas y laboras con tu bebé ahora y cuando el parto empieza realmente, probablemente menos molestias vas a sentir.

Cuando tengas la primera contracción, tal vez te sientas emocionada. Te preguntarás si tu bebé va a nacer ese mismo día. Sin embargo, es probable que tengas contracciones falsas por ratos durante varias semanas. Si tienes contracciones tres o más veces en una hora, debes llamar a tu proveedor de atención médica.

Aunque ciertas madres informan que no tienen contracciones preparto, la mayoría las tienen por lo menos una o dos veces. Las molestias que muchas madres dicen tener pueden estar parcialmente relacionadas con la tensión producida por esta importante actividad del útero y del bebé.

Alumbramiento preparado

La clase de alumbramiento preparado me ayudó mucho.
Me enseñó lo que debía esperar, cómo respirar y cómo con-
trolar mi ritmo. Y cada vez que tenía una contracción, me
concentraba en mantener la calma. Si piensas que va a ser
horrible, y el dolor va a ser terrible, va a ser mucho peor. Si
te mantienes calmada y tratas de concentrarte, no va a ser tan
doloroso ni tan duro.

Delia, 16 – Kelsey, 7 meses

Las clases de alumbramiento preparado significan exactamente lo que la expresión indica: preparación para el alumbramiento, parto o dar a luz. Por lo general son una serie de
reuniones para los padres en espera. El propósito de los mismos es ayudar a las madres (y padres) a entender el proceso
de las contracciones y el alumbramiento. La madre, el padre
y un/una ayudante, o si no, la madre soltera sola, se preparan
para el nacimiento del bebé.

Entenderás allí lo que te espera durante los dolores de parto
y cómo hacerle frente a las contracciones y el nacimiento de
tu bebé. Se describirán las opciones para aliviar el dolor.

Las madres y los padres preparados entienden muy bien lo
que está pasando durante el proceso del alumbramiento. Saben
cómo laborar con las contracciones y el/la bebé para que la
criatura nazca lo más cómoda y segura posible.

El alumbramiento preparado me sirvió mucho porque yo
sabía lo que estaba pasando y no me dio tanto miedo. Me
ayudó mucho con la respiración. Sin eso, me parece que me
hubiera dado pánico.

Vicky, 17- Deanne, 3 semanas

Necesitas entrenador

El alumbramiento preparado te ayuda a entender lo que
está pasando cuando estás con los dolores de parto y cuando

*das a luz. Mi mamá va a ser mi entrenadora. Ahora me siento
mejor porque sé lo que me va a pasar cuando nazca mi bebé.
A mi hermana le cuesta creer todo lo que sé sobre el
embarazo. Cree que soy experta.*

Marlene, 15 – 8 meses de embarazo

Averigua sobre las clases de alumbramiento preparado en
tu área. Se espera que lleves a alguien contigo para que esa
persona sea tu entrenador durante el proceso del parto. Por lo
general, esa persona es el padre del bebé.

*Randy estuvo presente durante todo el proceso del alum-
bramiento. Tuve dolores de parto cuatro días y Randy me
decía: "Bueno, bueno, cálmate". Me dio valor para eso.*

*Me ayudó mucho con todo. Me ayudaba a levantarme de
la cama y a caminar. Se portó muy bien en eso. Estuve con los
trabajos activos cuatro días y al fin y al cabo me tuvieron que
hacer cesárea.*

Delia

Si el padre de tu bebé no se encuentra cerca o no quiere
tener nada que ver con los dolores de parto y el alumbramiento, solicita ayuda de otra persona. Tu mamá, una amiga, hasta
tu papá puede ser un excelente entrenador. Lo importante es
que vayas a una clase de alumbramiento preparado.

El entrenador tiene un papel importante en el alumbramiento preparado. Esa persona sabe lo que está sucediendo
y puede decirte cómo hacerle frente mejor a todo el proceso.
Hoy día casi todos los hospitales permiten que el entrenador,
hombre o mujer, esté con la madre durante el alumbramiento.

Alumbramiento preparado no significa un solo "método".
Se puede usar uno de muchos. No significa tampoco que en
el alumbramiento preparado, a veces llamado alumbramiento
"natural", tienes que sufrir lo que sea sin ayuda de anestesia.
Pero con la preparación adecuada, muchas mujeres sienten
muy poca necesidad de drogas durante los dolores de parto
y alumbramiento.

Existen tres motivos especialmente importantes para asistir a la clase de alumbramiento preparado durante el embarazo:

- La clase te ayudará a quitarte el miedo de los dolores de parto y dar a luz.

- Vas a aprender sobre tu cuerpo y lo que pasa durante el embarazo y el parto.

- Podrás compartir tu experiencia de dar a luz con alguien más – la persona a quien escoges para ser tu entrenador.

También te vas a dar cuenta de que no estás sola durante tu embarazo. Vas a conocer a otras madres (y padres) en espera y aquí puedes hacer todas las preguntas que quieras sobre el proceso.

Todos los partos son distintos. No escuches cuando la gente te dice que duele mucho porque tú no sabes cómo te va a ir a ti. A mí me daba mucho miedo cuando oía a las otras muchachas hablar de sus partos.

Los ejercicios me ayudaron mucho. Los hacía cuando veía la televisión en la casa.

Del me llevaba a caminar mucho. Yo me cansaba pero me alegro de que me hiciera caminar.

Ynez

Las técnicas de relajación ayudan

Todo el mundo decía que los dolores de parto son como cuando uno tiene calambre. Pero cuando empezaron, creía que me iba a morir. Pero no grité, ni hice ninguna clase de sonido. Recuerdo que me quedé dormida entre contracciones.

Tuve los dolores de parto unas seis o siete horas y les dije a todos el momento en que llegaba. Con un pujo salió.

Camelia, 16 – Buchanan, 6 meses

Por lo visto, Camelia pudo relajarse lo suficiente para dormirse entre contracciones. Si practicas técnicas de rela-

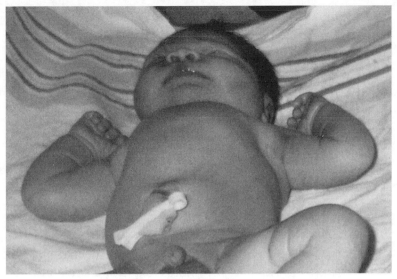

*Las técnicas de relajación te ayudan
a prepararte para su nacimiento.*

jación por lo menos dos veces al día, te puedes entrenar a ti
misma para los dolores de parto. Recuerda que esto es trabajo
y la mayor parte de la gente necesita algo de entrenamiento
para un nuevo trabajo.

La relajación es la técnica más importante que se aprende
en la clase de alumbramiento. Cuando los músculos están
relajados, tú te relajas y el bebé obtiene más oxígeno y las
contracciones son menos incómodas.

Algunas técnicas de relajación son:

- **El fideo flexible:** Aprieta o contrae todos los músculos
  del cuerpo y aguanta la respiración lo más que puedas.
  Cuando dejas salir el aire, afloja todos los músculos.
  Practica esto dos o tres veces al día durante diez o
  quince minutos. Tienes que hacer esto automáticamente
  cuando tienes los dolores de parto y si no los has
  practicado te va a ser muy difícil.
- **El punto focal:** Concéntrate en algo que te guste mirar
  (pero no un reloj), algo que puedas ver con claridad al

otro extremo del cuarto. Mira el objeto uno o dos minutos. Al hacerlo, imagina que todo tu cuerpo va flotando hacia este punto focal. Luego respira hondo y aleja la mirada del objeto.

Mantener el enfoque en un objeto durante toda una contracción aumenta tu concentración y te ayuda a sobrellevar las molestias de los dolores de parto.

* **Respiración:** Practica una inhalación larga por la nariz y exhalación por la boca. Esto proporciona una cantidad máxima de oxígeno a tu cuerpo.

* **Transferencia de tacto:** Que alguien te frote la espalda. Y que te diga cuando lo hace lo bien que se siente. Sentir esas manos en la espalda y escuchar una voz calmante durante los dolores te ayudará a relajarte más. De alguna manera puedes transferir mentalmente por lo menos parte del dolor a las manos de esa persona. Hasta fuertes apretones de mano pueden servir en este proceso.

* **Balanceo pélvico:** Ponte en el suelo en cuatro patas. Arquea la espalda como lo hacen los gatos. Luego empuja el estómago hacia el piso. Hazlo varias veces al día.

* **Kegels:** Kegels se refiere a los músculos que usas cuando orinas. Apretar esos músculos y luego aflojarlos (como si fueses a empezar a orinar y luego parases de repente, después empezar de nuevo) te ayuda a prepararte para el alumbramiento. Imagina que estás en un ascensor. Apretújate hasta el décimo piso. Ahora baja otra vez, parando en cada piso. O si no, cuenta hasta 10 y afloja. Haz esto varias veces al día, pero no cuando estás orinando.

* **Caminar:** Caminar varias cuadras todos los días es bueno para tus músculos. Siempre debes llevar zapatillas de tenis u otros zapatos bajos. Además, ir a caminar

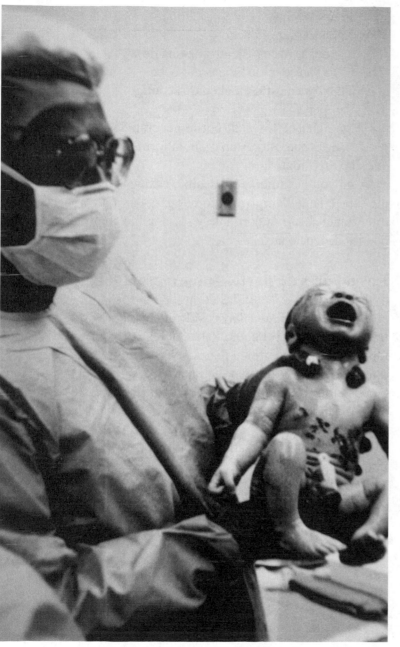

Listo para enfrentar la vida en el exterior

después del almuerzo o la cena puede resultar en menos acidez estomacal.

Dolores de parto prematuros

Tú no quieres dar a luz antes de tiempo aunque estar embarazada nueve meses te puede parecer un tiempo infinito. Los bebén nacidos con más de ocho semanas de anticipación pueden tener problemas de respiración, ingestión y manutención el calor del cuerpo. Tus visitas prenatales al médico, o a la partera o comadrona son la mejor manera de estar alerta a cualquier señal de dolores antes de tiempo.

Señales que podrían indicar dolores de parto prematuros incluyen:

- Si tu útero se contrae cada diez minutos durante una hora por lo menos, aunque camines o te sientes/te recuestes quieta.

- Sientes calambres en la parte inferior del abdomen, como si fuera la menstruación.

- Tienes un leve dolor de espalda amortiguado por debajo de la cintura, que puede ir y venir o simplemente continuar un buen tiempo.

- Presión en la pelvis—sensación de que el bebé va empujando hacia abajo. Puede que tengas diarrea al mismo tiempo. Podrías sentir como si tuvieras influenza o gripe o muchos gases.

Si sucediera cualquiera de estas cosas tres semanas o más antes de tu fecha de dar a luz, llama a tu médico o partera o comadrona en el acto. También debes llamar si tienes:

- Flujo acuoso de la vagina, o mocoso o sangrado leve.

- Sangre vaginal.

- Aumento repentino de secreción vaginal

- Dismi-
  nución o
  ausencia
  de movi-
  miento
  del feto.

Si vas al hos-
pital por alguna
de estas cosas,
el personal te
va a examinar
para decidir si
estás en parto
prematuro o no
y si el bebé está
bien. Si lo estás,
probablemente
te darán medi-
camentos para
detener el parto.
En caso negati-
vo, simplemente
te mandarán a
casa.

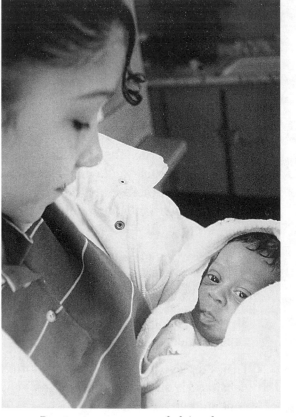

Pronto vas a tener a tu bebé en brazos.

Preparar un plan para el alumbramiento

El nacimiento de tu bebé es un gran evento. Planear eventos grandes es lógico. Escribir un plan para el alumbramiento
tiene sentido. Comparte tu plan con tu entrenador, tu pareja,
tus proveedores de atención médica, la enfermera de admis-
ión y la enfermera del cuarto de parto. Incluye:

- El medicamento que prefieres.
- Las personas que tú quieres que estén presentes durante
  el parto y alumbramiento.
- Si tu bebé es varoncito, ¿quieres que le hagan

circuncisión?
- Si piensas dar el pecho –
  - ¿apenas nace? ¿dentro de una hora?
  - Que no se le dé biberón al bebé.
- El bebé va a estar en el cuarto contigo — ¿de día?
  ¿de noche?
- Estadía en el hospital (por lo general, dos días)

Recuerda que esto es un plan, la forma en que te gustaría
que el parto progresara.

Algo completamente predecible es que con el parto nadie sabe cuánto tiempo a va tomar para dar a luz al bebé. Es
importante seguir la corriente y ser flexible con tu plan. Si no,
puedes decepcionarte.

Los dolores de parto—un evento atlético

El parto (los dolores, las contracciones) son un evento
atlético. Aunque nunca hayas sido atleta, aquí vas a ser la es-
trella del evento. Tal como lo hacen los atletas diariamente, tú
también debes hacer algo diariamente para preparar tu cuerpo
y tu mente para el parto. Practica la relajación y la respiración
en posiciones en que te sientes cómoda, como en la tina de
baño o bañera, la ducha, una silla mecedora, la cama o un
sillón reclinable.

Esto será un evento atlético parta ti, pero el premio será un
poquito distinto. ¡Tu premio será tu bebé!

¡Prepárate!

8

Nace
tu bebé

Dan estuvo conmigo. Sólo tuve contracciones tres horas, pero fue faena dura todo ese tiempo

Mi fuente se rompió y enseguida me encontré camino al hospital. Era por la noche y tenía tres semanas de atraso.

Qué felicidad cuando vi a Suzie por primera vez. Después me dio hambre.

Cathi, 18 años cuando nació Susie

Estaba en el centro comercial buscando muebles. De pronto sentí un dolor agudo, distinto, y enseguida me sentí mojada. Fui al baño para ver. No estaba segura de que se me había roto la fuente porque eran apenas unas gotitas. Después empecé a sentir contracciones pero no estaba segura de que estuviera ya de parto.

Mi mamá andaba conmigo y decidimos irnos al hospital. Me imaginé que me iban a mandar para mi casa, pero me dijeron: "Te tienes que quedar. Estás de parto". Y media hora después, ya había pasado por transición. Estuve con dolores de parto cuatro horas en total.

Me pusieron anestesia epidural. Cuando esos dolores empezaron con ganas, me volví una bebecita. Si no soportas el dolor, la anestesia epidural es magnífica. Yo pude disfrutar todo. Me hicieron episiotomía, que no me dolió hasta que se me pasó la anestesia.

Courtney, 15 – Ricky, 3 meses

Sugerencia: Pregúntale al médico o a la partera cuándo debes llamar a causa de una seña de parto temprano. ¿Qué debes hacer si te dan los dolores de parto cuando el consultorio no está abierto?

Señas de parto temprano

El proceso del parto te resultará más fácil si entiendes lo que está pasando dentro de tu cuerpo. Tu útero tiene varias funciones antes de que nazca tu bebé. Una de ellas es suavizar la cerviz.

Cerviz: cuello del útero

Cuando no estás embarazada, el cuello del útero por lo general está cerrado fuertemente. Por esto es que el bebé no se sale durante el embarazo.

Cuando el proceso del parto empieza, tu cuerpo suelta hormonas que le indican al cuello del útero que se suavice y se aparte. Este proceso se conoce como dilatación.

Dilatación: abertura

Tanto tu vagina como tu cuello del útero se hacen suaves y elásticos durante el proceso del parto. Por esto es posible que nazca el bebé.

Durante el embarazo, el cuello del útero queda sellado con una especie de tapón mucoso. Este tapón impide que los gérmenes de la vagina lleguen al útero, gérmenes que podrían causarle una infección al bebé. Cuando el cuello del útero se contrae, este tapón sale. Es fibroso, pegajoso, de color claro o blanco con un poquito de rosado. Ésta puede ser tu verdadera primera seña del parto. Cuando sucede, llama a tu proveedor de atención médica.

Hay quienes nunca notan el tapón mucoso. Para ellas, el parto puede empezar con la ruptura de la fuente amniótica. Ésta es una especie de bolsa donde ha estado creciendo el bebé.

Si esto sucede, vas a sentir un chorro de agua tibia. Si es el fuido amniótico, seguirá saliendo hagas lo que hagas para pararlo.

Otras tienen dolores de espalda y se sienten "pesadas" cuando empieza el proceso del parto. Practicar las técnicas de alumbramiento preparado durante esta etapa puede ser de mucha utilidad.

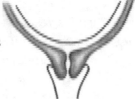

*Empieza
la dilatación
(parto no
activo aún)*

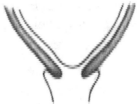

*Mediados del parto
(contracciones
regulares)*

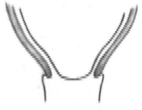

*Fin de dolores
de parto
(tu bebé está listo
para nacer)*

Tiempo que toman las contracciones

Mis dolores comenzaron por la noche. No podía dormir — como cada 30 minutos me despertaba y caminaba. Por la mañana, no me sentía bien y no fui a la escuela.

Más tarde el mismo día las contracciones eran más segui-
das. Para las 10 p.m. me daban cada siete minutos. Mi mamá
me preguntó: "¿Quieres ir al hospital?"

Yo le dije: "Todavía no". Entonces me acosté y las con-
tracciones eran cada cinco minutos. A medianoche le pedí a
mi papá que me llevara al hospital. En este momento ya casi
ni podía caminar y la enfermera me llevó al cuarto en silla
de ruedas.

Me pusieron dos correas sobre el estómago, una para
medir las pulsaciones del corazón del bebé y otra para las
contracciones.

Las contracciones se hicieron más fuertes y dos horas más
tarde tuve a Duwayne. No me dolió tanto como esperaba.

Shalonda, 16 – Duwayne, 2 meses

Cuando las contracciones empiezan, que alguien anote qué
tiempo toman. ¿Qué tiempo hay entre una y otra? Se cuenta
desde el inicio de una contracción al inicio de la siguiente
contracción. Esto es el intervalo.

¿Cuánto tiempo más continúan? Se cuenta desde el inicio
de la contracción hasta el final de la misma. Esto es la
duración.

Si se trata del parto verdadero, tus contracciones no van a
desaparecer. Tu médico querrá saber tanto el intervalo como la
duración de las contracciones.

Medicamentos para aliviar el dolor

Mi mamá y Julio estuvieron presentes todo el tiempo.
Primero le apretaba la mano a Julio, después a mi mamá.

Cuando estaba a tres centímetros, el doctor me preguntó si
quería medicamento para el dolor. Durante todo el embarazo
yo había dicho que no iba a tomar nada, pero ahora le dije
que me diera lo más fuerte que tuviera.

Me puso anestesia epidural y no supe de mí por dos horas.
Entonces empecé a sentir todo otra vez. Las contracciones
eran una tras otra tras otra. Estuve de parto 23 horas.

Estaba a ocho centímetros y quería pujar pero la enfermera me decía: "Todavía no debes pujar". Yo quería pujar de mala manera, pero si lo hubiera hecho, me imagino que el cuello del útero se hubiera hinchado y todo hubiera sido aún más difícil.

Al fin me dijo que pujara. Yo pujaba y pensaba: "Ay, Dios mío, esto no va a salir nunca". Pero pujé una vez y eso fue todo lo que se necesitó. Nació Elena.

Monica, embarazada a los 14 años

Tal vez convenga que hables con el médico sobre medicamento para el dolor durante el parto. Infórmate sobre tus opciones antes de que empiecen los dolores del parto. Aunque estés segura que no quieres drogas durante el parto y/o el alumbramiento, es conveniente que sepas qué opciones tienes. Es más fácil entender tus opciones cuando aún no estás con los dolores. Con o sin medicamento, puedes esperar un bebé sano y salvo.

Los medicamentos contra el dolor se dan por suero intravenoso o venoclisis o por inyección en la cadera.

Suero intravenoso o venoclisis (IV en inglés):
Método de suministrar medicamentos por medio de una aguja en una vena, usualmente en el brazo.

Estas drogas pueden aplacar un poco el dolor, pero también pasan por la placenta al bebé. Esto puede adormecer al bebé y puede demorar el parto. Tal vez te convendría preguntar a tu proveedor de atención médica si él/ella administra esta droga o cualquier otra durante el parto.

La anestesia más común es la epidural. En este proceso, el anestesiólogo coloca un catéter de caucho o hule suave en la parte inferior de la espalda. Entonces se inyecta una sustancia similar a la que emplea el dentista para aminorar el dolor en la dentadura.

Esto causa adormecimiento desde abajo del ombligo hasta las piernas. Si te aplican esto, posiblemente habrá también un monitor para el feto.

Este monitor para el feto es un aparato necesario para llevar cuenta del tiempo que toman las contracciones, lo fuerte que son y la frecuencia con que ocurren. También lleva cuenta de las pulsaciones y la respiración del bebé. Parece un remo sostenido por un cinturón. No produce dolor.

Etapa de transición

Empecé a sentir los dolores el sábado por la noche, como cada 15 a 20 minutos. Para las 11 p.m. los tenía cada tres a cinco minutos. Fuimos al hospital a medianoche, pero sólo estaba dilatada tres centímetros. Como a la 1:15 a.m. el médico me rompió la fuente.

Las contracciones eran ahora más rápidas y fuertes. A las 3:30 a.m. me pusieron una inyección de demerol y me sentí mucho mejor.

El efecto del demerol me pasó en un par de horas y las contracciones eran más seguidas y más fuertes que nunca y aún más dolorosas.

Al fin me dieron más demerol. A las 7:15 a.m. me examinaron y estaba dilatada un poquito más de nueve centímetros. Punto seguido, el médico me puso una inyección para adormecerme para la episiotomía. Entonces me dijeron que pujara.

Alice Ann, 15 – Vincent, 3 semanas

El último período del parto se llama transición. Esto empieza cuando el cuello del útero tiene una dilatación de siete centímetros. Durante este período (15-60 minutos), el bebé baja al canal de nacimiento y se prepara para salir. Cuando se ve la cabeza del bebé, se describe como coronamiento — ¡qué hermosa palabra! Viene alguien impotante—tu bebé.

Tu médico o tu partera se quedará contigo hasta que nazca

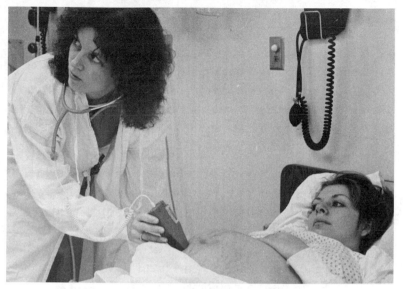

"Sí, está realmente de parto".

el bebé. Cuando el cuello del útero esté completamente dilatado, te dirá que pujes cuando tengas ganas de hacerlo. Uno se siente como cuando tiene ganas de evacuar. Si se puja muy pronto, el cuello del útero se puede hinchar y las cosas se pueden demorar. Esto también hace más presión en la cabeza del bebé.

Pueden necesitarse hasta cinco pujos para que el bebé vea la luz. Muchas madres dicen que ésta es la parte más emocionante de todo el proceso. Por lo menos, tú sabes que el parto está por terminar.

Cuando el alumbramiento se acerca más y más, puede ser que el médico te haga una episiotomía.

Episiotomía: un pequeño corte para agrandar la abertura vaginal

Si te han inyectado, no vas a sentir este corte. En verdad, no lo vas a sentir aunque no te hayan dado medicamentos. La naturaleza produce adormecimiento en esta área.

La llegada de tu bebé

Pujé como diez minutos y entonces oí a mi bebé llorando. Mi tía decía: "¡Qué lindo! ¡Mira todo ese cabello!" No se veía muy bonito. Estaba todo amoratado.

Lo limpiaron y me lo trajeron otra vez. Me enamoré como nunca antes. Tenía los cachetitos regordetes y mucho cabello; y el pulgar lo tenía en la boca.

Alice Ann

Cuando se acerca el alumbramiento, puedes tiritar del frío y te cubrirán las piernas y el cuerpo con mantas calentitas. No es que realmente haga frío sino un cambio hormonal que te prepara para la parte más emocionante de la aventura.

Si quieres observar, dile a la enfermera/médico que te ajusten el espejo. Yo (Jeanne L.) me perdí de ver el nacimiento de uno de mis hijos por no llevar puestos mis lentes. Simplemente, no podía ver bien en el espejo.

Cuando estás en posición, el médico te va a lavar el área de dar a luz. Van a observar el progreso del bebé y le chequearán los latidos del corazón con frecuencia. No te alarmes por eso. Todo eso es para asegurar que las cosas andan bien para ambos.

El coronamiento es parte del descenso del bebé desde tu cuerpo hasta su propio mundo. La cabeza se desliza de tu cuerpo y se vira a un lado. (Ciertas películas sobre el alumbramiento dan la impresión de que el médico es quien vira la cabeza, pero es el propio bebé quien lo hace.)

Ahora salen los hombros, uno por uno. Cuando sale el segundo hombro, el resto del cuerpo sale rápidamente. Todo esto tiene lugar en unos cuantos minutos.

Esto termina la segunda etapa del parto. Tu bebé ha nacido.

Pensaba que todo iba a ser duro en el hospital. Me preocupaba por lo que haría cuando naciera. Pero fue un día bello.

Es bello ver a tu bebé salir por la vagina. Yo le corté el cordón umbilical y apenas lo examinaron, me lo pusieron en brazos.

Del, 20 – Lenny, 4 meses

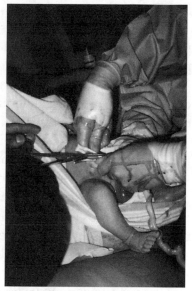

Usualmente ves a tu bebé enseguida. Vas a sentir gran emoción al saber el sexo y la condición de tu nueva personita.

Ciertos bebés lloran inmediatamente y a otros hay que sacarles fluido mucoso o amniótico de la vía respiratoria para que empiecen a llorar. La enfermera lo hará delicadamente con una jeringuilla de bombilla. Esto no le duele al bebé.

"Yo le corté el cordón umbilical".

Pude ver a Keonia apenas la sacaron. Me la pusieron encima de la barriga un ratito antes de llevársela para limpiarla.

Era larga y delgadita y tenía mejor aspecto de lo que yo esperaba. Estaba calentita, mojada, resbalosa y despedía cierto olor—no era mal olor para nada. Para mí, era un olor dulce.

Lei, 16 – Keonia, 4 meses

Cuando el doctor me dijo que pujara, Caelin salió a los cuatro pujos. Mi esposo lloraba. Estaba tan feliz porque cuando la enfermera recibió a Caelin, ella empezó a llorar. Cuando la enfermera se lo dio a Doug, Caelin dejó de llorar. Él le hablaba a ella cuando todavía estaba en el vientre, de modo que ya lo conocía.

Alaina, 17 – Caelin, 4 meses

Salida de la placenta

Lo siguiente en la agenda es que tu cuerpo complete el proceso del nacimiento. La placenta ha alimentado a tu bebé por casi nueve meses. Ahora tiene que terminar su servicio separándose de la pared uterina y saliendo. Esto sucede dentro de quince minutos del alumbramiento. Uno o dos calambres como los de la menstruación . . . y fuera.

Después tu médico va a reparar la episiotomía, si te la hicieron, con unos cuantos puntos. Te pondrán unas toallas sanitarias grandes. Durante unos días vas a tener mucho flujo, como de la menstruación. De cuando en cuando, te saldrá un coágulo. Éstos saldrán del área de donde la plancenta se desprendió del útero. Si después de varios días el sangrado sigue siendo de un rojo encendido, llama a tu proveedor de atención médica.

Durante este período de flujo no uses tampones. El tejido está tan delicado que el tampón puede llegar bien adentro en la vagina y sacarlo sería un gran problema. De ser así, te podría dar una infección y enfermarías de seriedad.

Si te pusieron anestesia, te pueden llevar al cuarto de recuperación o recobro. O también te pueden mandar a una habitación regular durante el tiempo que pases en el hospital. A veces las madres desean irse enseguida a casa. Pero unas cuantas horas de sueño y un poquito de práctica para alimentar al bebé te vendrán muy bien después en casa.

Circunsición o no

A unos varoncitos los circuncidan poco después de nacer. Ésta es una operación en que un médico corta los pliegues de la piel al final del pene.

Antes de hacer la circuncisión, los padres tienen que firmar un consentimiento. Antes de dar a luz, los padres deben decidir, si tienen un varón, si quieren o no quieren que le hagan la circuncisión. Ciertos estudios médicos indican que los hombres no circuncidados pueden tener más probabilidades de

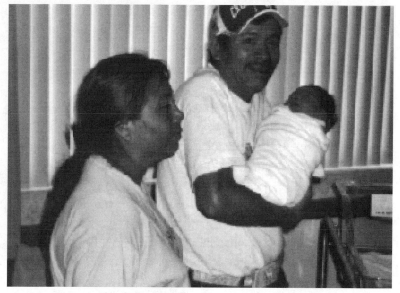

Abuelita y abuelito conocen a su nieto.

adquirir enfermedades transmitidas sexualmente que pueden afectarlos en la vida adulta. Otros dicen que es una operación innecesaria, que le duele al bebé y que por lo tanto no se debe hacer. Lo cierto es que hoy día es probable que a los varoncitos no les hagan la circuncisión tanto como a los de una generación atrás.

Yo no dejé que le hicieran la circuncisión a Buchanan. El papá de él no está circuncidado y a mí me parece que la circuncisión es mucho dolor innecesario. Les duele y creo que los traumatiza. Lo que hay que hacer es enseñarles a que se echen atrás la piel y la limpien.

Camelia, 16 – Buchanan, 6 meses

A veces, el hacer o no hacer la circuncisión depende de la religión y/o del grupo étnico o cultural de la familia.

Ciertos padres deciden circuncidar o no según el papá haya tenido la misma operación o no. Les parece que el hijo se va a sentir mejor si "es igual" a su papá. Otros creen que es impor-

tante que su hijo tenga el mismo aspecto que otros chicos a su
alrededor. Si a la mayor parte de los chicos en su comunidad
se les hace la circuncisión, al tuyo también se le hará.

Cesárea para algunas

Alrededor del 20% de las mamás necesitan cesárea
("C-section" en inglés).

Cesárea: alumbramiento del bebé
por medio de corte
en las paredes abdominales de la mamá.

Delia se encontraba entre ese veinte por ciento de mamás
que necesitan cesárea. Su parto no progresó como ella lo
esperaba:

Como a las 11 a.m. me empezaron las contracciones. Me
venían cada tres minutos y me llegaron inesperadamente.
Primero eran en la espalda, después al frente.

Me examinaron y las contracciones se hicieron más y más
fuertes—cada dos minutos. El médico me examinó. Dijo que
todavía no estaba dilatada y la fuente no se me había roto, de
modo que teníamos que parar el parto. Me puso una inyec-
ción y las contracciones se espaciaron y no fueron tan malas.

Me examinó a las 6:30 p.m. ese día. Dijo que todavía no
había empezado a dilatar y que me fuera a casa. Así que me
fui a casa a medianoche.

A la mañana siguiente las contracciones seguían y bien
fuertes. A las 10 a.m. ya me había bañado y vestido. Me es-
taba secando el cabello cuando, de repente, el agua me bajó
a borbotones por las piernas. "Dios mío, ¿me estoy orinando
sin sentirlo?"

Entonces me cambié la ropa y me puse otro par de panta-
lones. Me volvió a pasar.

Me llevaron rápido al hospital pero esta vez mis

contracciones habían cesado.

Me empezaron de nuevo, así que llamé a Randy y le dije: "Ahora sí". Se apresuró al hospital, muy feliz. Mis contracciones eran muy fuertes y la enfermera me hizo dar unas vueltas un par de horas.

Después me fui al centro de alumbramientos pero aún no estaba dilatada. Empezaron a darme cosas y en el transcurso de una hora mis contracciones eran tan dolorosas y seguidas que apenas podía respirar entre una y otra.

La enfermera llegó y me llevó rápido al otro lado del hospital. El médico dijo que mi bebé estaba en peligro y que tenía que hacerme cesárea. Me pusieron anestesia epidural y me sentí mejor. Kelsey lloró apenas la sacaron.

Yo empecé a tiritar y la temperatura me subió a 104º. Me mantuve despierta lo suficiente para ver a Randy con Kelsey en brazos, diciendo: "¡Tengo una hija, tengo una hija!"

Delia, 16 – Kelsey, 7 meses

Que le digan a una persona durante el proceso del parto que tienen que hacerle cesárea debe decepcionar a una joven. Liz comparte su experiencia:

Cuando me dijeron que tenían que hacerme cesárea, me eché a llorar. Tenía miedo. Yo no quería eso.

Primero me pusieron la venoclisis y me prepararon. Me rasuraron el vientre, incluyendo la parte superior del pelo púbico. Después ne trasladaron al cuarto de maternidad donde me pusieron la anestesia epidural en la espalda.

No sentí cuando me cortaron pero cuando lo sacaron sí lo sentí. Yo estaba acostada con una cortina por delante. Lo oí llorar y a mi mamá decir: "Es varoncito".

Y yo dije: "¿Tiene todos los dedos de las manos y los pies?"

Después le pregunté a la enfermera cuál era su puntaje de Apgar y ella me contestó: "¿Cuánto quieres que sea?"

Yo le dije: "Diez".

Dijo ella: "¿Qué tal 9.9?"
Todo sucedió tan rápido. Estaba tan cansada que no podía
ni mantener los ojos abiertos. No había dormido bien du-
rante bastante tiempo. Me quedé en el hospital cuatro días y
sané bastante rápido. Me senté y caminé de un lado a otro al
día siguiente. Pero cuando volví a casa, estaba cansada de
verdad.

Liz, 16 – Jonathan, 3 meses

Los motivos por los que una madre pudiera necesitar
cesárea incluyen:

1) Desproporción cefalopélvica—el bebé es muy grande
   comparado con el tamaño pequeño de su mamá.

2) Los dolores de parto se retrasan o cesan.

3) Ciertos tipos de infecciones.

4) Placenta previa (la placenta cubre el interior del
   cuello del útero).

5) Feto en peligro.

6) Bebé en posición sentada (de trasero o nalgas) primero
   o transversa (de lado).

Anteriormente los médicos consideraban que si a una
mamá le hacían cesárea, todos los siguientes alumbramientos tendrían que ser por cesárea. Hoy día sabemos que si la
condición que causó la primera operación no está presente en
embarazos posteriores, puede dar a luz por la vagina.

La primera prueba del bebé

Las primeras reacciones de tu bebé se van a medir por
medio de una prueba llamada puntaje, puntuación o prueba de
Apgar que se hace un minuto después del nacimiento, cinco
minutos después y 15 minutos más tarde. El puntaje va de 0
a 10. Por lo general mejora un poquito cada vez que lo toman
porque el color del bebé normalmente mejora con el tiempo.

La prueba de Apgar mide el color, el pulso, el llanto, los movimientos y la fuerza de la respiración. Si el médico y la enfermera hacen comentarios sobre alguna de estas cosas, no te preocupes. Es normal que ellos estén alerta.

A tu bebé lo/la van a pesar, medir, lavar y envolver en una mantita. Entonces la enfermera va a llevar a la criatura a la guardería o dártela a ti. Casi todos los hospitales tratan de mantener a madre e hijo juntos lo más posible.

Si vas a darle el pecho, prepárate para darle de mamar en el transcurso de la primera hora de nacido. Una enfermera te va a ayudar a empezar. Pídele al médico o a la partera que se asegure de que no le den biberón/mamadera/mamila en el hospital. Ver el capítulo 11 para mayor información sobre amamantar.

Irse a casa es con frecuencia un evento que los papás consideran especialmente emocionante. Puede ser que en esos momentos sienten la responsabilidad paterna. Estar a cargo de la mamá y el bebé los hace más conscientes del papel que les toca en esta nueva vida.

Para cada uno de ustedes, ir a casa es el principio de una nueva aventura.

Cuando vinimos a casa me sentí diferente. Esto era algo nuevo. Tenía que empezar mi vida de nuevo, aprender quién es primero, y tratar de dormir lo más posible. Tuve que acostumbrarme a otra persona, una persona muy ruidosa que no podía ignorar, alguien a quien tenía que atender el momento que abría la boca. Mi vida cambió para siempre.

Elysha, 21 – Antoine, 4

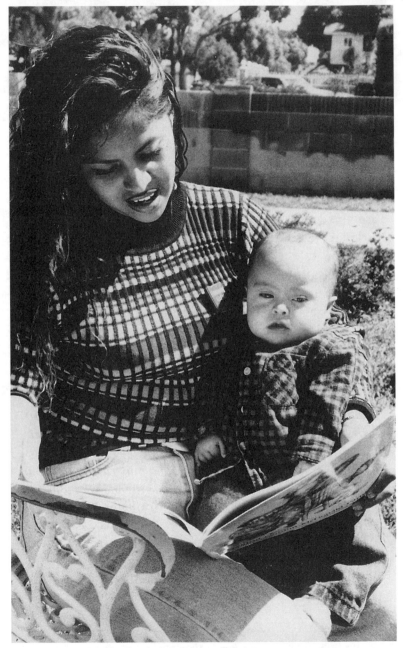

A todos los bebés les encanta leer con mamá.

9
Bebés con necesidades especiales

- **Cómo se sienten los padres**
- **Ayuda para el bebé con necesidades especiales**
- **Hablar sobre el bebé**
- **Ayuda a padres de un bebé especial**
- **Cosas que recordar**

Tenía sólo 30 semanas de embarazo cuando nació Casey. Pesó 3 libras, 5 onzas y tuvo que permanecer en el hospital cinco semanas. Cuando vino a casa pesaba 4 libras, 11 onzas. Para ser tan chiquito, estaba bastante saludable, pero tuvo que quedarse en el hospital para aprender a chupar y para mante-nerle constante la temperatura del cuerpo.

Volver a casa sin él fue rarísimo. Uno se imagina que cuando tiene un bebé lo trae a casa y empieza a atenderlo. Yo lo visitaba en el hospital todos los días y me pasaba varias horas con él. Le ponían venoclisis en el bracito y también le ponían pequeños monitores en el cuerpo. Para darle de comer le ponían un tubo por la garganta. Cuando aprendió a chupar ya no tenían que hacerle eso.

Yo me sacaba la leche todo el tiempo que él estuvo en el hospital. Llevaba la leche al hospital y ellos la congelaban y se la daban. Quería que pasara el estado crítico estando en el hospital y sabía que la leche materna era lo mejor. Yo no había planeado darle pecho, pero sabía que eso era mejor para él. Era tan pequeñito que necesitaba toda la ayuda que le pudieran dar.

Ha estado muy saludable desde que está en casa.

Charity, 17 – Casey, 18 meses

Para un pequeño grupo de padres, la llegada del bebé ansiosamente esperado puede traer consigo retos especiales. Puede ser un problema de corta duración. Durante seis meses, la mamá de Casey no podía llevarlo con ella a la escuela o adonde hubiese otras personas, pero ahora a los dieciocho meses, Casey es un niñito saludable.

Algunos bebés tienen necesidades mayores que las de Casey. Cuando un bebé nace con una necesidad especial, los padres tienen que hacer ciertos ajustes en sus planes y sueños para su hijo o hija.

Bebé con necesidades especiales:
Una criatura con discapacidad leve,
moderada o severa.

A menos de uno por ciento de los bebés se les identifica durante las primeras semanas con necesidades especiales moderadas o severas. Algunas de las causas de estas condiciones son:

- Peso muy bajo al nacer, menos de dos libras.
- Nacimiento prematuro, especialmente antes de 25 semanas.
- Cambios genéticos que causan condiciones como

síndrome de Down (SD), parálisis cerebral (PC) y otras.

- Falta de oxígeno al cerebro del bebé durante su desarrollo o durante el proceso del parto y alumbramiento.

- Uso de drogas y alcohol por parte de la madre durante el embarazo.

- Infecciones que incluyen enfermedades transmisibles sexualmente

- Otras causas desconocidas.

Cómo se sienten los padres

Después que di a luz le pregunté a mi mamá: "¿Dónde está?" Mi mamá me dijo que había nacido prematuro y lo habían llevado a otro hospital.

Esa tarde, my novio llegó y se puso a llorar. Me dijo: "Nuestro bebé nació enfermo". Entonces me dijo que Enrique tenía el síndrome de Down.

Lo que pensé fue, ¿por qué a mí? ¿por qué me pasó eso a mí?

Cuando salí del hospital y volví a casa nadie me quería dejar sola. Siempre había alguien allí, nunca me dejaban sola y eso era bueno porque no tenía mucho tiempo para pensar en el asunto. Cuando tenía tiempo, me preparaba. Hablé con mi mamá, lloré con mi mamá. Mi familia es grande y todos me apoyaban.

Ahora estoy asistiendo a programas para aprender más sobre el síndrome de Down. Dijeron que esos bebés les nacen principalmente a mujeres de más edad. A veces me digo a mí misma que él no parece tener Down.

El de él no es un caso severo. Está realmente en mis manos enseñarle lo que tiene que aprender. Dos terapistas han estado aquí, una del centro regional y la otra, una enfermera que vino a observarlo.

Al principio Edwardo estaba intranquilo; era algo muy duro y acordamos mantenernos juntos para criar a Enrique.

Edwardo quiere a Enrique con locura. Lo malcría. Lo lleva a todos lados y yo también. Se lo decimos a todo el mundo. No estamos avergonzados de él.

Enrique siempre sonríe. Le gusta que le cante. Pareciera como que me canta él a mí. Es bien listo. Para alguien con el síndrome de Down, es bien listo.

Me parece que lo que también me ha ayudado es que tengo una buena familia que me ha apoyado. Mi mamá es mi amor.

Carla, 18 – Enrique, 5 meses

Casi todos los padres, al enterarse de que su bebé tiene necesidades especiales, al principio no lo pueden creer. Una vez que aceptan que algo anda mal, muchos se dedican a tratar de encontrar la cura para el problema. Otros tratan de saber por qué y de cuando en cuando echan la culpa a otros por lo sucedido. Todos estos sentimientos son naturales, pero si un miembro de la pareja le echa la culpa al otro por la condición del bebé, puede haber problemas. Otros padres pueden sufrir de depresión.

Lo que parece servir en estas situaciones es hablar sobre ellas con una persona que tenga la información sobre la condición del bebé. Esa persona puede ser tu médico, una enfermera, la trabajadora social en el hospital, tu sacerdote, ministro, rabino, imám o cualquier otro líder espiritual. Podría ser de una de las numerosas agencias comunitarias privadas que auxilian a familias que tienen bebés con necesidades especiales. Si tu bebé tiene necesidades especiales, no tengas miedo de solicitar ayuda para entender lo que ha pasado.

Cuando Montana estaba en la guardería de cuidado intensivo yo tenía miedo hasta de tocarlo porque era tan chiquitito. La enfermera y los terapistas de allí me ayudaban, pero cuando llegó la hora de llevarlo a casa, yo estaba realmente aterrada. Mi mamá preguntó si una enfermera podía ir a visitarnos. Le dijeron que investigarían.

Danny se incomodó y dijo que nosotros podríamos

atenderlos solos.
Cuando nos fuimos del hospital, desaparecimos un tiempo.
Nuestro bebé empeoró porque no obtuvo ciertos tratamientos
que necesitaba. Ojalá que hubiésemos escuchado al médico.

Nancy, 19 – Montana, 6 meses

Ayuda para el bebé con necesidades especiales

Criar a un bebé con síndrome de Down requiere mucha
paciencia. Hay que entender lo que es el SD. Si uno no sabe
lo que es, espera demasiado del bebé. En realidad, uno
obtiene lo que él puede dar.

Carla

Recientemente se ha hablado mucho, por televisión y periódicos, sobre la importancia del desarrollo temprano del cerebro. Es muy importante para todos los niños, desde los primeros momentos de la vida, que tengan experiencias que les ayuden a desarrollarse. A medida que aprenden acerca del mundo que los rodea necesitan sentir que los quieren.

Esto es aún más importante, si se quiere, para bebés con necesidades especiales. Tal vez necesiten más apoyo para experimentar las cosas que otros bebés obtienen por sí mismos. Como todos los bebés, necesitan que sus mamás y otras personas allegadas les pongan atención.

Con frecuencia, una larga estadía en el hospital o simplemente debilidad física le dificulta al bebé corresponder en la forma esperada a todos quienes lo quieren. A estos bebés los describen con frecuencia como "realmente buenos" o "muy tratables" porque lloran poco.

También puede ser que no sonrían y se emocionen cuando la persona amada se acerque. Cuando un bebé actúa así, la madre no sabe que tiene que seguir esforzándose para que el bebé aprenda a hacer todas esas cosas, a sonreír y emocionarse.

Todos los bebés aprenden. La diferencia es que los que tienen necesidades especiales aprenden más lentamente que los bebés que no las tienen.

Existen muchos especialistas que pueden ayudar a los padres a descubrir exactamente lo que necesita su bebé. Para información sobre personas en tu área, habla con el médico o trabajadora social médica en el hospital donde diste a luz. Ellos te ayudarán a buscar a los mejores especialistas en tu comunidad.

Muchos servicios para niños con necesidades especiales están disponibles sin costo alguno, pero las familias tienen que estar conectadas con la agencia que paga por estos servicios. Algunas de las especialidades son:

- Coordinador de servicios – una persona especialmente capacitada que ayuda a buscar el mejor tipo de servicio para ti y tu criatura en tu comunidad.

- Terapista físico u ocupacional – especialmente capacitado para ayudar con los ejercicios para fortalecer, necesidades de alimentación, posiciones que ayudan para que el bebé haga las cosas más fácilmente.

- Enfermera domiciliaria – ayuda a los padres o a otras personas que atienden a aprender a dar los medicamentos al bebé, a usar equipo especial y a reconocer las señales que da el/la bebé como indicación de que está contento/a o necesita ayuda.

- Maestra de intervención temprana – ayuda a la familia a entender el desarrollo temprano del bebé. La maestra también sugiere actividades para ayudar al/a la bebé a aprender más.

Hablar sobre el bebé

De cierto modo me pregunto, ¿qué piensa la gente? Nadie sabe por qué ocurre el SD. Se me ocurre, ¿qué van a pensar? ¿Qué hizo ella durante el embarazo? Pero ahora no me importa lo que piensa la gente. Si alguien dice que es retardado, la verdad es que no me gusta. Dios lo hizo especial.

Me parece que las cosas van a ser más difíciles cuando

crezca. Entonces es que me va a afectar porque lo voy a ver
diferente a otros chicos. Por el momento, es como los otros
bebés. A mí me da miedo de que se pregunte por qué él
es diferente.

Carla

Para los padres puede ser difícil hablar con familiares y
amistades de las necesidades especiales de su bebé. Lo mejor
es dar a todos los familiares la información correcta que se
pueda.

Está bien llorar. También que los abuelos lloren.

Los padres necesitan compartir la información que tienen.
Para muchos amigos, ésta puede ser la primera vez que conocen a alguien con necesidades especiales. Tal vez dan consejos
o sugieren soluciones que no le gustan a la madre o al padre.
Usualmente lo dicen porque sinceramente quieren ayudar. Si
esto te sucede a ti, practica para tus adentros o con tu pareja lo
que podrías contestar.

"Tenemos planes para ayudar a nuestro bebé".

"Lo queremos mucho y lo aceptamos así como es".

"Para nosotros fue también un golpe al principio, pero
ahora nos estamos acostumbrando".

Cuando mi suegra se enteró de la parálisis cerebral dijo
que seguramente yo había tomado drogas. Yo no hice nada de
eso y cuando se lo dije a la enfermera en el hospital, ella me
dijo que las drogas no tienen que ver con eso. Me sentí mucho
mejor y le dije a Tom que se lo dijera a su mamá.

Lisa, 18 – Cherie, 14 meses

Ayuda a padres de un bebé especial

Ninguna de mis amigas me ha llamado para decir "felici-
taciones". Nadie me ha llamado para preguntar por él. Sólo
una de mis amigas juega con él y lo carga.

Lo que me duele es que no son capaces de llamarme y
decir "felicitaciones por el nacimiento de tu bebé". Si lo

*saben de boca de alguien, ¿por qué no me llaman? Si fueran
verdaderas amigas me llamarían.*

Carla

Muchos padres de niños con necesidades especiales sufren
porque sus amistades no les hablan tanto como antes. A veces
parece como que otros tienen miedo de hablar sobre el bebé
o tocarlo.

*Cuando Omar nació con fisura palatina, Josh y yo llora-
mos y no sabíamos qué hacer. Al principio me preocupé y
pensé que yo había hecho algo que lo había causado.*
*Me sentí mejor cuando hablamos con el cirujano. Nos dijo
lo que él podía hacer y que Omar no iba a ser discapacitado
de por vida.*
*Mis amigas no querían verlo y eso era lo que más me
dolía. Algo después, ni Josh ni yo nunca lo sacábamos. Me
sentía como que yo misma estuviera discapacitada.*

Luz, 18 – Omar, 4 meses

Si conoces a alguien que tiene un/una bebé con necesidades especiales, trata a esa madre o ese padre como antes.
Está bien hacer preguntas sobre el/la bebé. Bien puedes preguntar las cosas usuales, como "¿Ya duerme bien de noche?"

También puedes hacer otras preguntas relacionadas con
esta condición especial."¿Cómo le das de comer a un bebé
con fisura palatina?"

Pide que te dejen cargar al/a la bebé. Admira las mismas
cosas que admirarías en cualquier bebé. "¡Qué ojotes tiene!"
o "¡Qué cutis tan lindo!" Invita a tu amiga a ir a la escuela
y participar en otras actividades en las que participaría normalmente. La vida de ella no se ha terminado porque su bebé
tiene necesidades especiales. Evita:

- dar consejos a no ser que de veras sepas algo de utilidad, como a quién llamar para obtener información.
- hablar de otros que han tenido experiencias

desagradables a causa de discapacidad.

* usar palabras que puedes haber oído o usado cuando eras menor, tales como "tarado", "morón" y otras. Lo que debes hacer es disuadir a otros para que tampoco las usen.

Cosas que recordar

Si tú tienes una criatura con necesidades especiales, acepta ayuda de parte de familiares, amistades y profesionales. Todos los niños se desarrollan a su propio paso, pero se desarrollan. Como madre, eres la persona más importante en la vida de tu hijo/a. Tendrás que ayudar a esa criatura a crecer y obtener las cosas que necesita.

Cuando el médico nos dijo que nuestro bebé tenía síndrome de Down nosotros no sabíamos a qué se refería. El bebé era adorable y ninguna otra persona pensó que nada andaba mal. Después que nos dijo más sobre el asunto, yo lloré pero Jerry todavía no lo creía. Quería que el médico hiciera más pruebas.

Celeste, 17 – Jeremy, 7 meses

Mantén el contacto con las amistades que te han hecho sentir confortable con la situación. Comparte la atención y el desarrollo de tu bebé con tu pareja y la familia.

Si una amiga tuya tiene un hijo con necesidades especiales, continúa la amistad.

Sé buen/a oyente. Trata a tu amiga como a cualquier otra que haya tenido un nuevo bebé. Inclúyela en las actividades usuales.

Dale ánimo notando lo bien que hace las cosas nuevas que se espera que haga. Dile lo bien impresionada que estás con su habilidad para tratar con su hijo/a y apreciarlo/a. Ofrécele ayuda útil como transporte, información, cuidar al bebé y simplemente, estar presente cuando lo necesite.

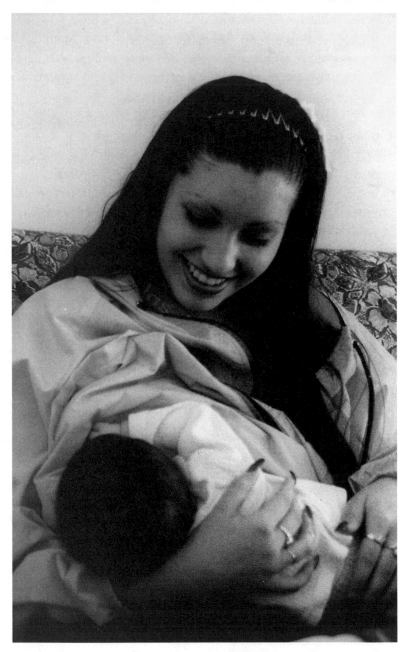

El cuarto trimestre – y el bebé por fin ha llegado.

10
Tu cuarto trimestre

Me alegro de haber tenido a mi bebé, pero durante la primera semana dije: "Ay, Dios mío, yo no debería haber tenido un bebé". Pero después de la primeara semana, Joe empezó a ayudarme. Y supongo que también era algo de melancolía de posparto.

Rosita, 18 – Jenny, 4 semanas

El regreso a casa con Blair fue raro, algo diferente. En el hospital, las enfermeras lo hacían todo pero cuando regresé a casa, realmente tenía mucho miedo. Al principio me ayudaban, pero después todo el mundo tuvo que volver al trabajo o a la escuela y yo me quedaba sola en casa. Me costaba trabajo creer que tenía bebé.

Brooke, 18 – Blair, 3 meses

¿Cómo te vas a sentir?

Tal vez te asombres por lo fácil que te cansas esos primeros días después del alumbramiento. Tu fatiga se debe a una
combinación de los efectos del parto, la falta de sueño porque
hay que darle de comer al bebé a cada rato y los cambios
hormonales que ocurren en tu cuerpo después de dar a luz.

*Esa primera semana me dormía y oía a un bebé – y creía
que estaba todavía en mi vientre. Entonces me despertaba y
Lenny estaba llorando. Así que me levantaba, le preparaba la
mamila y se la daba.*

Ynez, 16 – Lenny, 4 meses

¿Te acuerdas de lo cansada que estabas al principio del
embarazo a causa de los cambios hormonales? Ahora esas
hormonas están cambiando otra vez.

*Cuando salimos del hospital nos fuimos directamente a
casa de la mamá de mi novio; ella nos quería allí porque
el papá de él iba a venir. Había mucha gente y yo estaba
cansadísima. Tomaron fotos, pero yo ni me sonreí ni nada.
Sólo quería dormir y relajarme.*

Emilia, 17 – Sancia, 6 meses

Puede ser que te duelan los puntos unos cuantos días.
Durante unas dos semanas vas a sangrar un poco, de color que
puede ser desde rojo a rosado, a marrón, a amarillo, a blanco.
A veces las mamás se sienten tan bien que se ponen a pasar la
aspiradora, alzar pesos, etc. Si el sangrado es rojo otra vez,
¡anda más despacio! Si es rojo vivo, llama a tu médico. Usa
toallas sanitarias y no tampones después del alumbramiento,
como se explica en el capítulo 8.

Es conveniente que sigas tomando las vitaminas prenatales, especialmente si estás dando el pecho. Así se evitará la
anemia y se acelerará tu recuperación.

A medida que las hormonas cambian, puede ser que sientas
cambios de temperatura. Si también te sientes mal, debes

tomarte la temperatura. A veces una mamá tiene una infección y tiene que llamar al médico.

Y recuerda que aún si te sientes muy bien debes ver a tu proveedor de atención médica para un reconocimiento de posparto. Por lo general, esta visita se hace de cuatro a seis semanas después de dar a luz. Como se explicará más adelante en este capítulo, es sensato no tener relaciones sexuales sino hasta después de este examen médico.

Melancolía de posparto

Cuando regresé a casa, después de dos días en el hospital, la cosa fue abrumadora. Estaba cansadísima y no tenía motivación. No tenía ganas de atender a Clancy. Yo lloraba constantemente. Todavía tengo la melancolía de posparto. Me pongo a llorar por cualquier tontería.

No podía creer que tenía a mi bebé. Medio que cerraba los ojos y deseaba que desapareciera. Sabía muy bien que estaba aquí para quedarse, pero el impacto de ser madre era demasiado abrumador. No podía creerlo.

Chelsea, 19 – Clancy, 2 meses

Después que nació Kamie todo fue muy duro. Yo había tomado las clases y me imaginé que sabía todo lo que había que saber, pero estuve deprimida dos semanas.

Se me pasó en dos semanas, pero durante ese tiempo no tenía ganas de tener a Kamie en brazos, ni siquiera la quería. Durante esas dos semanas completas Lucas se levantaba y le daba de comer y le cambiaba los pañales. Ahora es la niña de papá.

Kelsey, 19 – Kamie, 21 meses

Muchas mamás se sienten descontentas por lo menos parte de esas dos primeras semanas. Para empeorar las cosas, una mamá joven puede pensar que tiene que estar encantada. Este bebé tan esperado está aquí por fin. Entonces, ¿por qué no está fascinada?

No te incomodes cuando llora. Andrea odiaba oírlo llorar.
Si Dennis lloraba todo un minuto, ella también lloraba. El
primer día ella intentaba cambiarle el pañal, vestirlo, darle
de comer – y él no cerraba la boca por nada del mundo.

Ted, 18 – Dennis, 2 meses

Cada vez que Elaine lloraba, yo lloraba. Mi ropa no
me quedaba bien y eso también me molestaba. Estuve muy
deprimida desde el día que regresé a casa con Elaine hasta
más o menos los tres meses. De ahí en adelante me sentí más
contenta, tomé las cosas con más calma. Entonces tenía yo 16
años. Con Susan, no he estado tan deprimida.

Maya, 21 – Elaine, 5; Susan, 7 semanas

Entre 50 y 80% por ciento de las madres sienten melancolía de posparto. El darse cuenta de todo el trabajo que tiene con el/la bebé y lo atada que está a esta criaturita indefensa son dos de los motivos para sentirse tan triste.

Pero también hay un motivo físico. El cuerpo se está

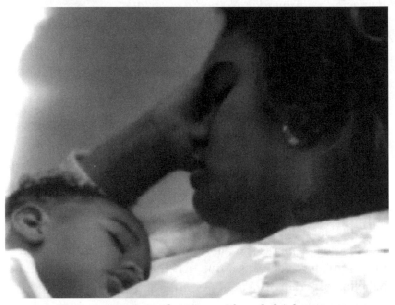

La mamá necesita dormir cuando su bebé duerme.

ajustando a que ya no estás embarazada. A medida que tus hormonas se esfuerzan por "olvidarse" de los nueve meses de embarazo, a veces tú te puedes sentir muy confusa.

Cómo obtener ayuda

Hoy fue un día difícil. Ha estado muy gruñona todo el día. Anoche fue aún peor.

Trato de darle de comer, de cambiarle el pañal, de cantarle y nada hace efecto. No entiendo qué es lo que necesita.

A veces me parece que me estoy volviendo loca. Me parece que necesito tiempo para mí misma porque hace rato no lo he tenido. Estos últimos días han sido duros. No he podido hacer nada. Ni siquiera tengo tiempo para mis ocupaciones.

Marlene, 15 – Evan, 3 semanas

El mejor remedio para la melancolía de posparto es que alguien te ayude a atender al bebé y tomarte un rato para hacer las cosas que tú quieres hacer para o por ti misma. Si te es posible, vete a las tiendas o al cine por un par de horas. Te sentirás mucho mejor.

Yo (Jean B) recuerdo que mi mamá me aconsejaba que durmiera cuando el bebé dormía y de veras que me sirvió. También sirve mucho hablar con alguien. ¡No te quedes con ese estado de ánimo embotellado!

Mi mamá trabaja y yo tenía que hacer todas esas cosas. Tenía que conseguir los cupones de alimentos, buscar empleo, obtener ayuda de guardería. Y todo el mundo la quería ver. Además, hay ropa que lavar, biberones que lavar...

Karry, 17 – Abijah, 5 semanas

Recuerda también que puedes obtener ayuda para muchos de tus problemas. Tienes el derecho de terminar la escuela. A lo mejor eres elegible para recibir cupones de alimentos y ayuda financiera.

Llama a tu maestra, médico, enfermera o trabajadora social

para averiguar sobre capacitación para empleos, servicios de guardería, programas de la iglesia o sociales o cualquier otra oportunidad de apoyo en la comunidad.

Si acabas de tener a tu bebé y sientes tristeza aún cuando miras a tu hermosa criatura, recuerda que tú no eres ninguna rareza. Eres perfectamente normal y probablemente pronto te vas a sentir mejor.

Si este desaliento dura más de dos semanas, puede que sea algo más serio. En ese caso, consulta con tu proveedor de atención médica sobre otras clases de ayuda.

Cambios en el estilo de vida

No puedo hacer las cosas que hacía antes, como ir a la playa. Tengo que quedarme en casa con el bebé. No tengo la misma libertad que antes. Tengo que lavar ropa y preparar fórmula.

Mis amigas no me llaman como antes. Eso me molesta. A mí me gusta ir de compras y ahora no lo puedo hacer tanto. No salgo con nadie porque tengo que estar con Chandra constantemente.

A veces quiero ir a alguna parte. Me arreglo y... de repente veo a mi bebé ahí junto a mí. ¡Me había olvidado de ella!

Maria, 18 – Chandra, 6 semanas

A menudo una madre adolescente – cualquier madre y muchos padres también—consideran que una criaturita le cambia su estilo de vida enormemente. Si estás dando el pecho, toda la responsabilidad de dar de comer al bebé recae sobre ti. Puedes sentir como que no haces absolutamente nada más que darle de comer esos primeros días. El capítulo 11 da más información sobre la lactancia.

A medida que tu bebé madura, la vas a poder incluir en algunas de tus actividades. La vida tal vez no volverá a ser tan sencilla y despreocupada para ti – nada de ir a la playa o al río al instante. Hasta ir de compras con un niño pequeño puede ser complicado. Pero planeando las cosas bien, sí se puede.

Mi estilo de vida es ahora completamente distinto. Antes, decidía hacer las cosas cuando se me ocurría. Pero ahora tengo que planear con tiempo y me toma como una hora alistarme.

También tienes que planear tu vida – está contigo y por eso tu vida es diferente. Especialmente el dinero – ahora no puedes gastarte todo el dinero en lo que se te antoja.

Cheryl, 16 – Racquelle, 2 meses

Mis amigas solían invitarme a salir con ellas. Me llamaban cuando él tenía unas dos semanas y me decían: "Vamos a salir y divertirnos".

Yo les contestaba: "No puedo porque tengo que atender a Eric". Durante un mes más o menos me llamaban a menudo pero después de eso dejaron de llamarme. Sabían que no podía salir con ellas.

Vienen a verme y hablan de fiestas y cosas así. Después me miran y dicen "disculpa" por hablar de esas cosas frente a mí. Pero a mí no me molesta. Cuando Eric esté mayorcito puede ir conmigo a ciertos lugares si no hay bebidas y drogas.

Jeanne, 16 – Eric, 2 meses

Lazos de relación con tu bebé

Cuando nos fuimos a casa, yo lo cargaba todo el tiempo y cuando se dormía me paraba a su lado y no le quitaba los ojos de encima. No podía creer que había salido de mí. Era la criaturita más hermosa que jamás había visto. En el hospital yo ni quería dormir de lo emocionada que estaba.

Camelia, 18 – Buchanan, 6 meses

Llámese enlace o apego, significa enamorarse. Todos los componentes son los mismos. Toda persona que se haya enamorado sabe que a veces la persona que uno quiere más que a nadie lo puede hacer a uno enojarse muchísimo e, igualmente, levantarle el ánimo. Esto se aplica también a tu bebé.

A veces durante los primeros dos meses puede ser que sientas esa ola de amor, que este bebé es realmente tuyo. Ciertas personas lo sienten más fuerte que otras. Si la vida de una madre no anda como a ella le gustaría, tal vez no se apegue tan fácilmente a su bebé.

Darle de comer tú misma, tenerle en brazos, hablar a otras personas sobre esta bella criatura y mostrar sus fotos son cosas que ayudan a que ocurra el fenómeno de enamorarse de un o una bebé.

Entenderse con el estrés

Bien recuerdo noches en que me quería volver loca porque no sabía qué hacer.

Estar sola es duro. Solía desear que Bob compartiera la responsabilidad—que tuviera a la bebé una semana, una noche...pero no estaba allí.

Fue duro. Me acuerdo de las noches que no dormía y me tiraba del cabello y quería huir. Ahora estoy en casa con la bebé la mayor parte del tiempo.

Julie, 16 – Sonja, 7 meses

Es normal si a veces te sientes enojada y frustrada por tu bebé. Es normal que ciertas madres a veces tengan ganas de huir de casa.

Todas las madres (y los padres) tienen que aprender a entenderse con este estrés. A veces significa que alguien te dé la mano. Tal vez puedas dejar las labores domésticas para ir a visitar a alguien para cambiar de aire. A veces puede ser una llamada a una línea de ayuda. Toda madre se va a sentir así, al menos de vez en cuando.

Las mamás adolescentes a veces son reacias a que sus papás sean niñeros, pero a veces un abuelo es una magnífica persona para cuidar a un bebé. Esto le hace sentir que le está ayudando a su hija en un momento difícil. Le da la oportunidad de participar.

Tómate unos minutos

A veces me dan ganas de darle unas buenas nalgadas. Lo que he hecho unas cuantas veces es acostar a Sonja e irme a caminar.

Un par de veces, a las 2 a.m., cuando no podía hacer nada con ella, la he acostado y le he dado la vuelta a la cuadra—aunque éste no es el vecindario más seguro del mundo.

Julie

Si empiezas a sentir la tensión y a enfadarte, y no hay nadie más para atender al/a la bebé, ¿qué puedes hacer? A veces es mejor meter a la criatura en la cuna, donde está segura, y alejarse de allí un ratito. Esto puede ser mejor para el/la bebé que si tratas de entenderte con más de lo que puedes hacer en este momento.

No te sientas culpable por eso. A veces las madres lo hacen. Saben que tienen que alejarse, pero aún así sienten culpabilidad. Está bien. Puede que sea necesario de vez en cuando, especialmente si se trata de una madre soltera que no puede darle un codazo al padre y decirle: "tu turno".

Por supuesto que nunca debes dejar a tu bebé solo/a en una casa vacía. Julie, que dijo haber caminado por su cuadra por la madrugada, residía con sus padres. Como estaban en casa, ella podía hacer eso de vez en cuando, cuando lo necesitaba.

Una madre que vive sola puede pedirle a una vecina que se quede con el/la bebé un rato cuando tiene que salir. Si tú tienes que salir, busca la manera de hacerlo.

A ciertas mamás, el ejercicio les ayuda a deshacerse de la tensión. Puedes volver a hacer los ejercicios prenatales y otras técnicas de relajación que aprendiste durante el embarazo sin hacerte daño ni a ti ni a los puntos.

Los ejercicios más vigorosos se deben demorar hasta que ya no sangres nada. Si te sientes medio mareada, debes parar y descansar un rato.

¿Y qué tal tus padres?

*Volver a casa me hizo sentir bien. En el hospital no tenía
a mi mamá para que me ayudara y yo no sabía qué hacer.
Habíamos estado viviendo en casa de Del, pero vinimos del
hospital a casa de mi mamá. Eso me sirvió mucho.*

Ynez

Cuando nace tu bebé, tus padres tal vez aún no se han
ajustado totalmente a este nieto sin planear. O pueden estar
contentísimos con esta nueva personita. Hasta podrían estar
listos para hacerse cargo de todo.

Esas primeras semanas vas a necesitar ayuda, pero tal vez
sea mejor para ti (y para tu pareja si está contigo) tomar toda
la responsibilidad posible para con tu bebé. Ésta es la mejor
manera de que tú y tu bebé formen sus lazos de relación. Si
tú tienes la responsabilidad esas primeras semanas, tus padres
posiblemente comprendan mejor que tú eres la madre, un
concepto que a veces se les dificulta a los abuelos.

Si reconoces el estrés que sientes en este momento, tal
vez valdría recordar que tus padres también pueden sentir
bastante estrés.

¿Tendrán ellos la responsabilidad económica por ti y tu
bebé durante un tiempo? ¿Cómo afectará la presencia de tu
bebé a otros niños que pueda haber en la familia?

Si resides con tu familia, hay que considerar cómo se
sienten muchas personas. Si se ha hablado de esto antes del
nacimiento, probablemente todos se entenderán mejor.

La relación con tu pareja

Muchas jóvenes y muchos jóvenes también se preguntan
cómo serán las relaciones sexuales después del nacimiento del
bebé. Algunas mamás no se encuentran en condiciones para
tener relaciones sexuales, pero otras sí. Los hombres a veces
se preguntan cuánto tiempo tendrán que esperar, mientras que
las mamás se preocupan más de si les va a doler, o aún de si
quieren tener relaciones o no. En verdad, tal vez vas a estar

tan cansada esas primeras semanas que las relaciones sexuales ni te interesan.

Las relaciones sexuales fueron difíciles para mí como unos dos meses. Lo intentamos, pero me dolía mucho y dejamos de hacerlo.

Ynez

Es importante que te examines antes de volver a las relaciones sexuales tras dar a luz. La primera vez, y hasta la segunda, tal vez los tejidos van a estar todavía delicados y ambos tienen que tener paciencia mutuamente. La abertura vaginal va a ser tan pequeña como antes de que tuvieras tus primeras relaciones. Al principio, los jugos hormonales que mantienen el área humedecida tal vez no funcionan bien. Por eso, un lubricante como KY jelly u otras jaleas que se venden como anticonceptivos pueden servir.

Sea como sea, éste es un tópico sobre el cual tú y tu pareja deben estar de acuerdo antes del nacimiento del bebé. Así, ambos saben a qué atenerse.

Ambos también deben decidir sobre la planificación familiar que van a usar. Recuerda que puedes empezar a ovular apenas a las dos semanas del parto—lo cual quiere decir que puedes quedar embarazada otra vez. Mejor es concentrarse en el bebé recién nacido que empezar otro embarazo inmediatamente.

Ver el capítulo 14 para información sobre planificación familiar.

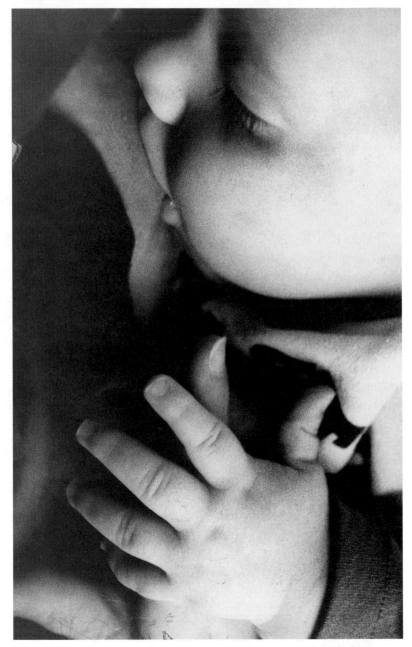

Amamantar – una hermosa experiencia para madre y bebé.

11

Dar de comer a tu recién nacido

Yo quería que tuviera lo mejor desde el principio. Yo no tenía ni casa ni patio para que jugara pero podía darle el pecho. Ella se merecía lo mejor para empezar la vida.

Zandra, 16 – Dakota, 11 mes

Siento que tengo buenos lazos con Jenilee. Me parece que es porque le di el pecho. Cuando llora, yo soy quien se levanta , la toma en brazos, le da de comer y la hace sentir mejor. Me fija la mirada como que ya me quiere.

Lacey, 16 – Jenilee, 1 mes

Es tan fácil. No tuvimos que cargar con mamaderas y fórmula cuando fuimos a acampar.

Alison, 18 – Stevie, 2 meses

Muchas deciden amamantar

Cada vez más, muchas madres jóvenes optan por la lactancia materna para sus bebés. Tal vez han oído decir que eso es lo mejor para el bebé. Consideran que le "deben" al bebé el mejor cuidado posible. Para ellas, esto incluye dar el pecho.

Es igualmente aceptable optar por este método porque es más fácil para la mamá. Sin mamilas que esterilizar, fórmula que preparar, mamaderas que calentar, la vida puede ser más fácil para una cansada madre nueva. Y, por supuesto, es más económico. Eso también es bueno para el bolsillo.

Dar el pecho es muy conveniente. Cuando voy a algún sitio, siempre me saco leche porque casi siempre le doy el pecho. Una vez probé con fórmula, pero Patty la escupió. Le doy el pecho porque dicen que eso es bueno para los bebés. Pero también es conveniente y ahorra dinero. No tienes que levantarte y calentar el biberón. Eso es lo que más me gusta.

Beth 18 – Patty, 3 semanas

No le di fórmula a Karl por lo menos un mes. Siempre le di el pecho. Dejé de hacerlo porque fui a trabajar. A mí me gustó darle de mamar. Sentía como que estaba haciendo un poquito más por su bien, que le estaba dando algo directamente de mí.

Kimberly 17 – Karl, 23 meses

Los pechos no contienen leche verdadera durante dos o tres días después del alumbramiento. Lo que producen se llama "calostro". Esto es una sustancia amarillenta que contiene agua, algo de azúcar, minerales y muchos anticuerpos importantes. El mismo protege un poco al bebé de ciertas enfermedades. Aún unos cuantos días de mamar le darán al recién nacido una ventaja.

Tal vez alguien te diga que si le das de mamar al bebé los senos se te caerán. ¡No es cierto! Tus senos aumentan de tamaño durante el embarazo, pero un buen sostén con soporte durante el embarazo y durante la lactancia impide que se caigan.

El papá no tiene por qué sentirse por fuera cuando tú amamantas al bebé. Ayúdale a entender que le estás dando el pecho al bebé para que empiece la vida de la mejor manera posible. El papá puede ayudar a bañarlo, cambiarle el pañal y jugar con él. Los bebés también necesitan mucho cariño y caricias cuando no están comiendo.

Los bebés amamantados se enferman menos

Dar el pecho es mucho más fácil comparado con una amiga de mi mamá que tuvo un bebé más o menos cuando yo tuve a Stevie. Ella le está dando mamadera. Él ya se ha resfriado tres veces y Stevie no se ha resfriado ni una vez. El bebé de ella también llora mucho.

Alison

Otro motivo importante para optar por dar el pecho es que los bebés amamantados tienden a enfermarse menos durante el primer año que los bebés que toman biberón. Un bebé amamantado, por ejemplo, tienen menos probabilidades de resfriarse. ¿Has cuidado alguna vez a un bebé pequeñito que no podía respirar porque no podía soplarse la nariz? De ser así, tú sabes lo difícil que es tanto para la madre como para el bebé.

Claro que lactar no garantiza que tu bebé no se va a resfriar durante un año. ¡Y si le das mamadera, no se garantiza un cierto número de resfriados! Lo único que sabemos es que los bebés que toman el pecho tienen menos probabilidad de enfermarse que sus amiguitos que toman mamila. Tienen menos probabilidad de tener alergias, dolor de oído, diarrea, estreñimiento y caries dentales. Amamantar también ayuda en el crecimiento cerebral del bebé.

Con estos datos, toma tu decisión. Si prefieres dar biberón, está bien. Sobre todo, no sientas culpabilidad. Seguro que puedes ser una "buena" madre, cualquiera que sea el método de alimentar que elijas.

Si cuando estás embarazada todo esto te parece confuso, tal vez decidas no decidir. Si le das el pecho sólo unos pocos

días, obtendrá el calostro. Si entonces decides que no quieres
dar el pecho, cambia a biberón con la conciencia tranquila.

Yo nunca dije: "voy a darle el pecho". Dije que iba a pro-
bar un par de días, tal vez una semana, y luego iba a dejar de
hacerlo si no me gustaba. ¡Lo hice durante 11 meses!

Cuando iba a la escuela, mi mamá le daba fórmula a Leah
por la mañana y yo le daba el pecho cuando regresaba.

Lyra, 18 – Leah, 14 meses

Hay una excepción a aquello de que la lactancia materna es
lo mejor para el bebé: cuando la mamá fuma o toma drogas.
Las drogas y la nicotina pasan al bebé por medio de la leche.
Aunque las drogas que tomes sean de receta, consulta con tu
proveedor de atención médica para estar segura de que el bebé
se va a desarrollar bien con la leche materna.

Evita tomar medicamentos sin receta cuando estás dando
el pecho.

A empezar

Antes que nada, informa al médico y el personal del
hospital que piensas amamantar a tu bebé. Lo mejor es acercar
al bebé a tus pechos la primera hora de nacido. Haz énfasis
a todos ellos que a tu bebé no se le dé biberón mientras está
en el hospital. Tenerlo en tu habitación es lo mejor porque así
puede mamar cada vez que quiere.

Cuando estés lista para darle de mamar, sosténlo de lado
de cara a ti, de barriga a barriga, y tócale el labio inferior con
el dedo o con el pezón. Abrirá la boca bien, una acción refleja
de chupar con la cual nace. Al abrir la boca, acércalo al pezón.
Ten cuidado de que el labio inferior se curve hacia afuera. Si
no, echáselo tú hacia la barbilla con delicadeza.

Pon atención para que mientras chupe le entre a la boca lo
más posible de la aréola (la parte oscura que rodea el pezón).
Ahí es donde se encuentra la leche. Si se "pega" debidamente,
los pezones no te van a doler. Si te duele, detén la succión,

quítatelo de encima y vuelve a pegarlo con más de la aréola
en la boca.

Cuando se pega, la boca debe cubrir como una pulgada
más que el pezón en la aréola. Al pegarse te va a doler menos
de un minuto cuando te estira el pezón. Si te sigue doliendo,
vuelve a pegarlo.

Pegarla funciona porque por lo general la bebé toma el
pezón cuando le frotas la mejilla y se vuelve hacia ti. Al prin-
cipio me costaba trabajo tomarla como balón de fútbol y a
veces eso era más fácil porque mantiene el pecho alejado de
la cara de ella y así puede respirar. Tienes que seguir
haciendo el intento.

No te des por vencida. Y si la despegas, ten cuidado de
parar la succión para que la bebé no le haga daño a tu pecho
o a su propia boca.

Aimee, 17 – Amelia, 8 meses

Sólo dos o tres minutos a cada lado por vez son suficientes el primer día. Incrementa el tiempo gradualmente. En el
transcurso de una semana, el bebé probablemente va a lactar
de diez a veinte minutos por lado en cada lactancia.

A veces duele porque el bebé mama sólo en la punta del
pezón. Además del dolor, el bebé no obtiene suficiente leche.
Para evitar este dolor, ten cuidado de que la boca del bebé
cubra todo el rededor de la aréola. Dale de comer a menudo
pero por poco tiempo cada vez.

Si mama del pecho izquierdo una vez, empieza con el
derecho la próxima vez para que el bebé vacíe los dos por
completo. Esto es importante para que tus pechos "sepan" que
tienen que producir más leche en ambos lados.

Dale de comer a tu bebé apenas muestra que tiene hambre,
como cuando está más activo, mueve la boca o chupa. Los
bebés amamantados tienen que comer de 8 a 12 veces en 24
horas. No es necesario esperar hasta que llore porque si
esperas, el/la bebé puede tener más dificultad para lactar.

Mientras más frecuentemente amamantes, más leche producirán tus pechos. Ten cuidado de que no te duelan demasiado los pezones los primeros días. Si te duelen, mantenlos secos y al aire. Frota un poquito de leche materna en cada pezón al terminar de lactar al bebé. No uses cremas ni lanolina. Si el dolor persiste, busca atención médica.

Ya sea que des el pecho o el biberón, te sentirás los pechos pesados y llenos la primera semana después de dar a luz. Si le das de mamar, tus pechos se sentirán mejor en uno o dos días. A veces sirve darse masaje con una toallita tibia antes de amamantar. También sirve darse masaje mientras se lacta. Extraer un poquito de leche antes puede suavizar la aréola para que el bebé se pegue a un pecho muy lleno y duro. Esta leche se puede congelar y usarse en otro momento.

Si aún te duele cuando termina de mamar, prueba con una bolsa de hielo debajo de las axilas/los sobacos, que es donde empieza el tejido del seno. Una ducha tibia y masaje de pecho pueden aliviar tanto como la bolsa de hielo.

Si la leche gotea de tus pechos entre lactancias, puedes comprar toallitas desechables o de tela para protegerte la ropa. Probablemente las mejores son las toallitas hechas por ti misma. Corta un pañal en cuadrados de tres pulgadas. Cose varias capas juntas y mételas en el sostén cuando sea necesario. Se lavan fácilmente.

Haz eructar al bebé apenas termina de mamar en cada pecho. Recuéstalo en tu hombro y frótale la espalda con delicadeza. Probablemente no va a eructar tanto como si hubiera tomado mamila. Los bebés que toman el pecho por lo general tragan menos aire que los que toman mamadera.

El arte de la lactancia

Al principio tuve un problema. Orlando quería mamar constantemente y los pezones me dolían. Mi mamá me decía que se me estaba acabando la leche. Ella no pudo amamantar a sus propios hijos, así que parece que se opone a ello

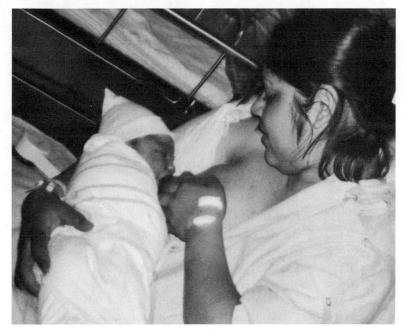

Amamantar o dar el pecho intensifica los lazos entre mamá y bebé.

totalmente.

Pensé probar el biberón, pero Orlando es un bebé de pecho. Le encanta y a mí también. Ya tiene cinco meses y no toma una mamadera por nada del mundo. De veras que debería hacerlo para yo poder salir de vez en cuando. Pero dentro de dos o tres meses va a poder beber leche de una taza.

A él le encanta tomar el pecho. Probé darle un chupete cuando me dolían los pezones al principio, pero a él no le gustó. Entonces empezó a chuparse el dedo y eso sirvió un poco.

Holly, 17 – Orlando, 5 meses

"Orlando quería mamar constantemente y los pezones me dolían". Cierto, puedes tener un poquito de dolor la primera semana que amamantas. Pero con una buena posición y con que se pegue correctamente, esto desparece pronto.

Como ya se ha dicho, dejar los pezones al aire para que se sequen después de dar el pecho sirve, así como frotarse un poquito de leche materna en el área tras cada lactancia.

Mientras más mama el bebé, más leche produce el cuerpo. Para empezar bien la lactancia, es mejor no darle mamadera al bebé el primer mes. Esto le da a los pechos y al bebé la oportunidad de empezar bien con la lactancia.

Hay quienes no se dan cuenta de lo bueno que es el calostro para los recién nacidos — y que los mismos generalmente rebajan unas onzas los primeros días:

Traté de darle el pecho a Lenny pero yo no tenía leche los tres primeros días y él perdía peso. Mi mamá me dijo que le diera mamila.

Después intenté amamantarlo y no lo quiso.

Ynez, 16 – Lenny, 4 meses

Si Ynez hubiera seguido dándole el pecho uno o dos días más, tal vez hubiera sentido que sus pechos estaban produciendo leche "verdadera". Darle mamadera a un bebé la primera o segunda semana de seguro que va a interferir con la lactancia.

Recuerda que tus pechos van a producir más leche sólo si tienen el estímulo del bebé que mama — o si se extrae la leche con la mano o un succionador.

Ciertos expertos consideran que cuando un bebé muy pequeño usa mamón o chupete a diario se puede interferir con la lactancia. Casi siempre es mejor no darle chupete o mamón hasta que ya la lactancia vaya bien encaminada para ti y tu bebé.

Después de las primeras semanas es una buena idea darle una mamadera, mamila o biberón a tu bebé de vez en cuando para que aprenda a chupar de allí. Algún día por urgencia podría ser que no estés presente.

Esto también le da una buena oportunidad a la abuela y al papá para darle de comer.

¿Es suficiente para el bebé?

Si tus pechos son pequeños, no te preocupes. La cantidad de leche depende de la frecuencia con que amamantes a tu bebé. Si tienes los pezones aplastados o invertidos, puedes usar capas de pecho dentro del sostén entre lactancias. Éstas servirán para sacar los pezones. Un bebé motivado sacará los pezones por sí mismo.

Si tu bebé no parece interesarse en pegarse a tus pechos al principio, quítale toda la ropa menos el pañal y acércala a ti. Mucho contacto de piel a piel le ayuda a una bebé a descubrir qué es lo que tiene que hacer. Acúnala a menudo y trata de extraerte leche y echársela en la boca. Si aún no chupa, el biberón no es el remedio. Eso sólo la confunde. Si necesitas ayuda, ponte en contacto con una especialista en lactancia.

¿Existe un capítulo de la La Leche League en tu comunidad? La Leche League es una organización de madres que dan el pecho. Un grupo local por lo general tiene una serie de reuniones en donde se trata de la autoayuda para amamantar. Los miembros están disponibles para ayudarse mutuamente con preguntas o problemas relacionados con la lactancia.

Consulta tu guía telefónica. Si hay un capítulo de La Leche en la comunidad, puedes llamar para ver si tienen alguna reunión que te interese. Si tienes problemas con la lactancia, por lo general puedes obtener ayuda si llamas al número del grupo.

Ciertas oficinas de WIC (Supplemental Feeding Program for Women, Infants, and Children) tienen apoyo de consejeras que amamantan. Las enferemeras de la maternidad, las especialistas en lactancia, o tal vez hasta un especialista en lactancia de la oficina de tu proveedor de atención médica te podría ayudar.

El primer mes o algo así probablemente le darás de comer al bebé por lo menos de 8 a 12 veces cada 24 horas. Al principio, hasta podrías tener que despertarlo de vez en cuando para darle de comer durante un par de semanas. Si come cada

2 – 21/2 horas durante el día, probablemente duerma por períodos más largos de noche.

¿Orina por lo menos seis pañales y ensucia dos en 24 horas? ¿Aumenta 4-7 onzas semanalmente? ¿Está tranquila una o dos horas entre casi todas las comidas? ¿Y la oyes tragar cuando chupa? De ser así, es que está obteniendo suficiente comida.

Tu bebé probablemente va a crecer rápidamente a las dos semanas y luego a las seis semanas y a los tres meses. En esos momentos necesita más comida. Puede que llegues a pensar que no te alcanza la leche y a lo mejor tienes razón.

La solución es simplemente darle de comer más a menudo. Eso le da la señal a tus pechos para que produzcan más leche. Tu bebé controla el abasto de leche. Después volverá a su nivel de comer con menos frecuencia. También estará más tranquila.

Los bebés que toman el pecho no necesitan agua adicional ni ninguna otra clase de alimento los primeros cuatro a seis meses, de acuerdo con los pediatras de la American Academy of Pediatrics.

Salvaguardar tu salud

La salud de la mamá es parte importante de la lactancia. Sigue tomando tus vitaminas prenatales. Aún necesitas los mismos alimentos que necesitabas para un embarazo sano. Tu peso volverá a la normalidad gradualmente y hasta más rápido si das el pecho. Si tu bebé parece inquieto o que tiene gases, piensa en todo lo que tú comiste el día anterior. Si comiste mucho de un cierto platillo, o si comiste algo que no habías comido antes, eso puede afectar a tu bebé. Disminuye la cantidad o elimina esa comida para ver si el bebé mejora.

¿Dar el pecho en público?

Cuando estaba pequeñita era más difícil darle el pecho en público, pero a medida que crecen los bebés, él o ella te cubre

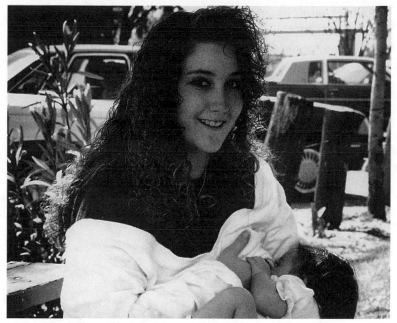

Dar el pecho en público se puede lograr de lo más bien.

mucho y casi que no se necesita una mantita. Al principio es difícil, hasta que caes en cuenta de que todo el mundo considera que está muy bien que le des el pecho.

Yo le doy el pecho en cualquier lugar. Alguien puede sentirse incómodo, especialmente al principio cuando no me podía cubrir muy bien. Al principio le pedía a mi novio o a mi mamá o a mi papá que me tapara con una mantita cuando se pegaba.

Probablemente voy a darle el pecho hasta que tenga unos 2 años. No es como si le dieras de mamar a un párvulo en público. Es algo especial para ellos. Lo puedes hacer en la mañana y en la noche.

Aimee, 17 – Amelia, 8 meses

Obviamente, amamantar es la manera natural de dar de comer a un bebé. Como los bebés suelen tener hambre dondequiera que estén, lo ideal es que la mamá y el bebé se

"deben" sentir cómodos con la lactancia en casi todas partes.
No hay duda de que casi todo el mundo está de acuerdo en
que cuando un/una bebé llora se le debe dar de comer.

Pero en ciertos lugares no se acostumbra dar el pecho en
público – una costumbre que puede dificultarle la vida a una
criatura con hambre y a su mamá si no se encuentran en casa
a la hora de comer.

Algunas mamás optan por dar biberón, mamadera o
mamila porque consideran que así no tienen que quedarse en
casa para darle el pecho. Pero la mayoría se siente bien si se
echa una mantita al hombro y cubre al o a la bebé cuando le
da el pecho. Por lo general, la gente asume que la criatura
está durmiendo.

Algunas prefieren el biberón

Decidí darle mamila principalmente por el tiempo que toma – y porque mi mamá hizo eso con todos sus hijos. Yo probé a darle el pecho en el hospital pero no me gustó. Esterilizar las mamilas no tarda mucho. Yo uso fórmula ya preparada—no hay nada que preparar.

Vicky, 17 – Deanna,3 semanas

Le di el pecho a Dennis los dos primeros meses y me alegro

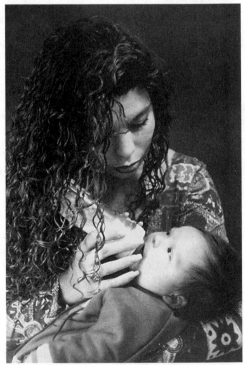

Siempre debes sostener a tu bebé, ya sea que le des el pecho o la mamila.

de haberlo hecho. Creo que valió la pena porque resultaba más conveniente. Además, me sentí más apegada a él. Posiblemente por eso dormía bastante y se portaba tan bien. Pero hace poco cambié a fórmula, principalmente para comodidad mía. Ahora con el verano, quería un poquito más de libertad. También para que Ted le pueda dar de comer.

Andrea, 17 – Dennis, 3 meses

A muchos bebés les va bien con fórmula preparada con cuidado. Para prepararla, sólo tienes que seguir las instrucciones que vienen en cada paquete o en cada lata de fórmula ya preparada. Hierve el agua que vas a usar o si no, usa agua embotellada. Si acunas a tu bebé cuando toma su mamadera, probablemente se va a sentir tan bien emocionalmente como si estuviera tomando el pecho.

Por supuesto que nunca debes acostar a tu bebé con una mamadera recostada. El cariño y las caricias que recibe de parte tuya cuando come son de suma importancia, ya sea que le estés dando el pecho o la mamadera. De vez en cuando examina los hoyitos del mamón. Deben ser apenas lo suficientemente grandes para que la fórmula gotee lentamente de la mamadera cuando la mantienes boca abajo. Si la fórmula sale muy rápido, los hoyitos están demasiado grandes. No va a tener que chupar lo suficiente cuando bebe. Lo único que hay que hacer en ese caso es comprar mamón nuevo.

De cualquier manera que le des de comer, ese momento es de acercamiento especial entre los dos. Háblale mientras come. Dile cuánto lo quieres. Dile cuánto te gusta compartir el día y tu bebé responderá más y más día por día.

Un/una bebé en brazos de una madre cariñosa y sin prisa aprende la lección más importante – a confiar en su mundo y en ti. *Atesora el tiempo que pasan juntos.*

Cara – puede tener algo de vello

Ojos – un poquito hinchados

Nariz – puente pequeño aplastado

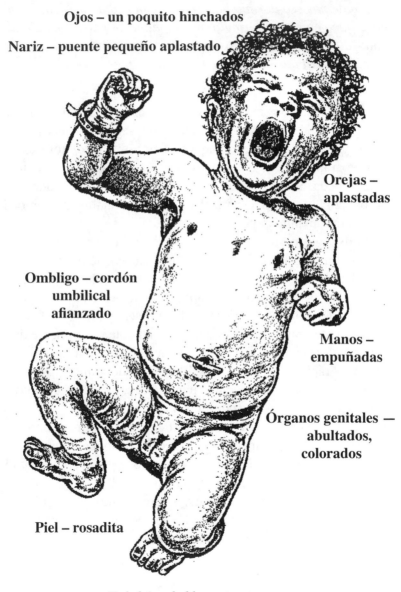

Orejas – aplastadas

Ombligo – cordón umbilical afianzado

Manos – empuñadas

Órganos genitales — abultados, colorados

Piel – rosadita

Tu bebé probablemente va a nacer
con las características aquí enumeradas.

12

¿Qué necesita un bebé acabado de nacer?

- ¿Qué aspecto tiene?
- Cuidado del ombligo
- Cómo se desarrolla un bebé
- ¿Cómo está la visión?
- Observar las acciones reflejas
- Esos primeros días
- Observar atentamente
- ¿Qué quiere de la vida un bebé?
- Los recién nacidos no se "malcrían"
- Tal vez es soledad
- Le gusta estar envueltito
- Hay que tener sensibilidad

La primera vez que vi a Patty pensé: "Ay, Dios, ¿tenía yo eso dentro de mí nueve meses?" No estaba tan bonita – demasiado blanca y terriblemente chiquita. Pero el médico dijo que el color le saldría pronto y así mismo fue.

Beth, 18– Patty, 3 meses

Cuando nació Racquelle, lo primero que dije fue: "¡está morada!" La cabeza tenía una forma un poco rara porque tuvieron que usar fórceps. El aspecto no era muy bueno. Me la pusieron al frente para que la besara. Por poco lloré – me sentí tan bien.

Cheryl, 15 – Racquelle, 2 meses

¿Qué aspecto tiene?

A los dolores de parto a veces se les llama "trabajos" porque se trata de un trabajo intenso para la madre. Pero también es duro para el bebé. Un bebé acabado de nacer no tiene el mismo aspecto de esas encantadoras personitas que aparecen en los anuncios para pañales. Lo que parece es medio triste y hasta con un poquito de estrés.

¡Pero todos – madre, padre y abuelos – insistirán en que es la bebé más hermosa que jamás haya nacido!

Fue amor a primera vista... pero aún así me costaba pensar que Dennis había nacido, que lo que estaba dentro de mí era ahora un bebecito. Lo vi gracioso. Lo que más me gustó fue su cuellito --¡que no se le veía!

Andrea, 17 – Dennis, 3 meses

La mayoría de los bebés tienen aspecto desaliñado al nacer, hasta que la enfermera los limpia. A veces la cabeza sale moldeada del parto y alumbramiento. En vez de verse redonda como la cabeza de todo el mundo, ésta parece más alargada de lo normal. A veces también tiene chichones y protuberancias en la cabeza.

Al principio Dennis me pareció feo. Tenía un chichón en media frente, pero al día siguiente ya no lo tenía.

Ted, 19 – papá de Dennis

Al nacer, los huesos de la cabeza del bebé están bastante suaves y cambian de forma un poquito para poder pasar por el canal de dar a luz. En pocos días la cabeza tomará su forma redonda. Si la mamá ha estado de parto largo tiempo, la cabeza de la criatura probablemente se moldeará más.

Sea cual sea el grupo étnico, casi todos los bebés están bastante rojizos o colorados al nacer, a veces hasta amoratados. Para cuando sale del hospital, la piel se verá mejor. Cuando llora, la piel se le puede enrojecer y verse manchado. Esto también es normal.

La piel de los bebés negros a menudo es más clara de lo que va a ser después. La piel en la puntita de la oreja es una buena indicación del color permanente del bebé.

Los bebés tienen un "punto suave" (fontanela o mollera), realmente más de uno, en la parte superior de la cabeza. Ciertas personas tienen miedo de tocar esa parte. Les parece que si lo tocan, le harán daño al bebé. Pero en verdad, ese lugar está cubierto por una membrana resistente que le da mucha protección.

El cráneo se cierra por encima de la fontanela o mollera como a los 18 meses. Durante ese tiempo, es importante lavarle la cabeza muy bien para evitar que le dé esa especie de caspa o sebito ("craddle cap" en inglés). Se trata de una una capa escamosa que parece una caspa bien fuerte que a veces les da los bebés en la cabeza. Cuando le das un baño, dale masaje en la cabeza con las puntas de los dedos, tal como te lo haces a ti.

El frotar esa mollera o fontanela no le duele.

Si le da esa caspa o sebito, lo mejor es lavarle la cabeza con un jabón hipoalergeno o limpiarla con un cepillo suave. También puedes usar aceite de bebé. Aplícalo con algodón o un cepillo suave y lávalo unos minutos después.

Cuidado del ombligo

Hoy se le cayó el cordón umbilical a Evan. Le fui a cambiar el pañal y se lo encontré pegado al pañal. Me alegro que se le cayó porque yo lo hallaba feo.

Brandy, 15 – Evan, 1 semana

Los recién nacidos tienen un par de pulgadas de cordón umbilical aún atado al ombligo. Este cordón se pone negro y usualmente se cae en una semana. La mayoría de los médicos sugieren que no se metan en el agua sino hasta después de que se les caiga el cordón. A veces el área sangra un poquito los primeros días. Se le puede limpiar cuidadosamente con un algodoncito mojado en alcohol.

El ombligo de algunos bebés sobresale más de lo usual. En el pasado, solían ponerles ombligueros – fajas de tela apretadas alrededor del medio del bebé. A veces la gente pone cinta adhesiva sobre el ombligo o pone un centavo u otro objeto chato sobre el mismo. Se creía que esto iba a evitar que sobresaliera. Lo cierto es que tal práctica no sirve de nada y puede causar irritación.

Kamie y yo vivimos cuatro meses con Lucas en casa de su mamá. La mamá de él me decía que hiciera cosas que no me parecían bien. Por ejemplo, me dijo que le pusiera un pañuelo alrededor del ombligo a Kamie y que se lo apretara bien. A mí me parecía que le daba dolor de estómago y además temía que el imperdible se abriera. La mamá de él decía continuamente que si yo no hacía eso el ombligo de Kamie iba a quedar muy feo. Al fin me enojé y se lo quité.

Kelsey, 19 – Kamie, 21 meses

Si el ombligo del bebé sobresale, está bien que sobresalga. Esta condición generalmente desaparece en algún momento de la infancia. Pero si sobresale mucho, pídele al médico que lo examine por si tiene hernia umbilical.

Hernia umbilical: una protuberancia cerca
del ombligo donde
se juntan los músculos abdominales.

Cómo se desarrolla un bebé

Si sabes algo sobre el desarrollo de tu bebé, te va a parecer más interesante. Y si te parece interesante, le proporcionarás más atención. Si le proporcionan más atención, él va a responderte más. ¡Un hermoso ciclo en el que entrar!

Por supuesto que todos los bebés son diferentes. Aun al nacer tu bebé va a lucir distinto a los otros bebés que se encuentran en la maternidad. Puede que llore mucho, o que

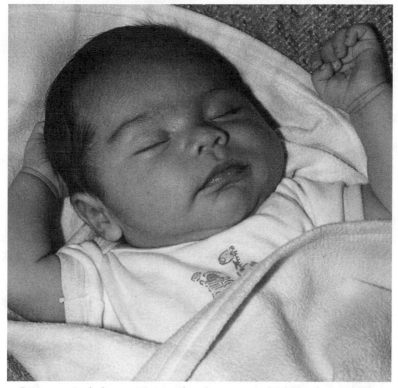

La mayoría de los recién nacidos duerme mucho los primeros días.

sea callado todo el tiempo. La mayoría de los bebés duerme mucho las primeras semanas, pero el tuyo podría estar despierto varias horas al día. Acéptalo como es y quiérelo.

Un recién nacido humano es mucho más indefenso que un gatito, un potrillo o cualquier cría animal. Para sobrevivir, depende completamente de sus padres u otras personas que lo atienden.

Cuando acuestas a tu bebé, acuéstala boca arriba. Para prevenir SIDS (siglas en inglés para "síndrome de muerte infantil repentina"), la mayoría de los expertos recomiendan que duerma boca arriba.

Los bebés por lo general responden a los sonidos apenas nacen. Seguramente se va a sobresaltar con un ruido fuerte, tal vez hasta llorará.

Puede oír bastante bien. Por supuesto que no entiende tus palabras, pero le gusta el sonido de tu dulce voz. Después de todo, los últimos días antes del nacimiento, "oía" tu voz, o por lo menos sentía el ritmo de la misma, estando aún en el útero. Por eso es importante hablarle y cantarle. Los ruidos fuertes y agudos y las voces enojadas la van a inquietar, pero adora tu voz suave.

Cuando le cambio el pañal a Sonja, siempre le hablo y juego con ella. Le hablo también cuando le doy de comer. Siempre le gusta eso.

Julie, 16 – Sonja, 7 meses

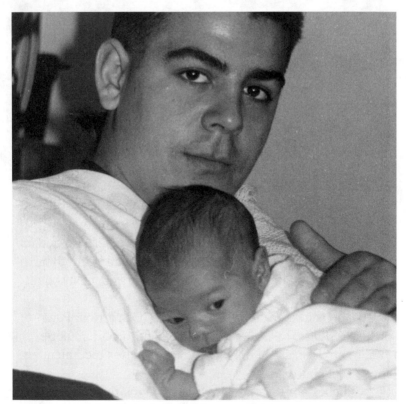

Todavía no puede ver muy bien.

¿Cómo está la visión?

Al nacer no puede ver bien. Probablemente el mundo le parece borroso. Puede ver mejor los objetos que están como a nueve pulgadas de sus ojos. Cuando mama, ésta es más o menos la distancia entre sí y los ojos de su mamá.

A veces los padres se preocupan por los ojos de su recién nacido. Pueden parecer nubosos y a veces, hasta bizcos. La bebé no puede enfocar bien aún porque las conexiones entre el cerebro y los músculos oculares no están completas. La visión o vista y su control se desarrollan gradualmente y pronto los ojos se van a poder fijar en las cosas.

Al nacer, los ojos de la mayoría de los bebés se ven de color azul oscuro o gris. De modo gradual ese color cambia al que tendrán permanentemente. Algunos bebés de piel oscura nacen con ojos color café oscuro.

En algún momento en las primeras seis semanas, casi todos los bebés empiezan a seguir un objeto con los ojos pero a corta distancia. Tú misma puedes darle la "prueba" de habilidad.

Prueba de visión del bebé

Se usa un objeto grande con tonos de mucho contraste, como un pedazo de cartón de por lo menos cinco pulgadas, con cuadrados en blanco y negro. Se debe hacer cuando el bebé está despierto y cómodo. Se sostiene el cartón como a doce pulgadas de sus ojos.

Luego se mueve lentamente de un lado a otro. ¿Siguen los ojos el movimiento? ¿Cuánto tiempo?

Al principio tal vez se interese sólo unos segundos. Como a los dos o tres meses, posiblemente observe el objeto cuando se mueve de un lado a otro de su cabeza.

El "objeto" favorito es tu cara. Tal vez lo mira de cuando en cuando desde que nace. A veces, entre el nacimiento y los dos meses, tal vez te va a sonreír. Es un hito emocionante.

Antes, los expertos decían que si tu bebé te sonreía en ese momento, no era una sonrisa verdadera. Lo cierto es que esa sonrisa puede ser, parcialmente, un reflejo, pero sólo ocurre cuando la criatura está contenta. Un bebé despierto le sonríe a alguien como en un mes.

Sugerencia: Ya que tu recién nacida se interesa más en mirar caras, hazle una "cara" para la cuna. Lo más fácil es dibujar facciones coloridas en un plato de cartón. Afianza el plato a un lado de la cuna, como a nueve pulgadas de su cabeza. Opta por el lado de la cuna hacia el que la criatura mira más a menudo.

Un espejo para cuna que no sea de vidrio, o una foto tuya, también puede ser diversión para tu bebé. Dentro de poco se regocijará con su propio reflejo.

En casi todos los estados de Estados Unidos, a los recién nacidos les hacen una prueba de audición antes de salir del hospital. Unos cuantos bebés necesitan otra prueba. Si te dicen que tu bebé necesita otra prueba, tienes que hacérsela.

Observar las acciones reflejas

Al nacer, el comportamiento del bebé es mayormente acción refleja.

Acción refleja: responder a algo sin tener
que aprender a hacerlo.

Buscar y chupar son acciones reflejas. Un recién nacido por lo general necesita ayuda para encontrar el pezón, pero una vez allí sabe cómo chupar.

Un recién nacido no es callado, aunque no esté llorando. Le va a dar hipo, se va a sobresaltar y temblará porque su sistema nervioso no ha madurado. Esto no representa

problema. Pero a veces una madre joven necesita que le den
confianza:

Una vez me asusté porque Nick estaba temblando y ha-
cienendo sonidos rarísimos cuando le daba de comer y des-
perté a Paul. Me dijo que Nick tenía hipo y así fue como me
pude relajar.

Theresa, 16 – Nick, 6 meses

Otra acción refleja de un recién nacido es la de "caminar".
Si lo sostienes erguido con los pies que apenas toquen una
superficie firme, dará unos "pasos". Lo que hace, realmente,
es poner un pie delante del otro mientras tú sostienes su peso.

Esto durará como una semana o algo así. Después, si lo
mantienes erguido, simplemente se bajará en vez de hacer
movimientos como de caminar.

Las manos del bebé casi siempre están empuñadas de uno
a dos meses. Esto también es una acción refleja. Si le metes
un dedo en el puño y después lo retiras delicadamente, vas
a sentir una fuerza increíble en ese puñito.

Esos primeros días

De noche despertaba mucho, cada tres o cuatro horas,
pero yo disfrutaba de estar con él, de veras. Dormía mucho,
después se despertaba para comer y se volvía a dormir. Yo me
ponía a pensar que quien sea que pasase más tiempo con él,
él iba a pensar que esa persona era su mamá. De modo que,
aunque me sienta frustrada, tengo que pasar todo minuto
con él.

Camelia, 16 – Buchanan, 6 meses

Lo principal que tal vez podrías notar en una criatura
recién nacida es que siempre tiene sueño. Los primeros días
"afuera", probablemente estará alerta sólo un promedio de
unos tres minutos por hora. Estará aún menos alerta de noche
(ojalá). Este período "alerta" es además del tiempo que pasa

llorando porque tiene hambre, se ha orinado, está incómoda en general, o se siente sola, y el tiempo que pasa comiendo.

Todos los bebés rebajan unas cuantas onzas a los dos o tres días de nacidos. Esto es perfectamente normal. En unos pocos días las va a aumentar.

Los bebés, tanto varones como nenas, algunas veces tienen los pechitos hinchados unos días. Esto lo causan las hormonas del cuerpo de la madre. A veces los pechitos del bebé contienen un poquito de leche, lo que se conoce en algunas culturas como "leche de bruja". Esto es normal y desaparece en unos pocos días.

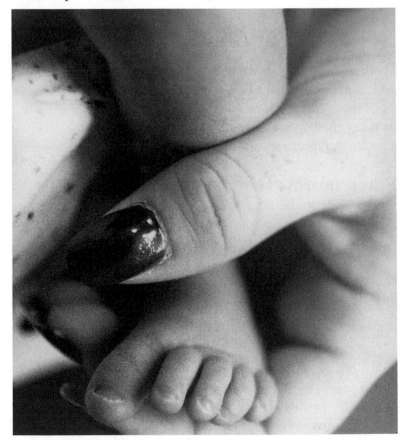

Qué pie tan pequeñito . . .

Las nenitas recién nacidas a veces sangran un poquito vaginalmente durante dos o tres días después de nacidas. Esto también es por las hormonas de la madre y no es nada de preocuparse.

Los varoncitos recién nacidos a menudo tienen los testículos muy grandes. De hecho, tanto las mujercitas como los hombrecitos tienen órganos genitales hinchados y colorados o rojizos al nacer, también a causa de las hormonas de la madre. En un par de semanas tendrán el tamaño normal.

A un varoncito se le puede parar el pene cuando se le cambia el pañal. Esto ocurre de cuando en cuando durante la infancia y la niñez temprana. No es esto problema alguno, ni lo es el que una niña o un niño se toque los órganos genitales. Es absolutamente normal.

Un/una bebé puede tener marcas de nacimiento. Algunas desaparecerán con el tiempo. Pero las marcas de "fresa" y otros lunares oscuros se le quedarán para siempre. Estas marcas por lo general son cosa de familia y uno no puede hacer nada para no tenerlas.

Los africano-americanos y los hispanos también pueden tener estas marcas de color oscuro. A menudo se encuentran en o por encima de las nalgas. Estas marcas generalmente desaparecen para cuando la criatura tiene dos años.

Los bebés pueden desarrollar acné o nacer con él. Estas cabecitas blancas, causadas por desequilibrio hormonal, desaparecen en un par de semanas. No se necesita tratamiento para eso.

Observar atentamente

Si la bebé tiene mucho calor, le puede dar acné miliar o sarpullido. Se trata de cabecitas blancas superficiales en la piel, generalmente en la nariz y las mejillas. Para prevenirlo, no le pongas demasiada ropa. Los bebés necesitan más o menos la misma cantidad de ropa que tú. ¡Es decir, no se cubre con una manta calentita en un caluroso día de verano!

A entre treinta a cuarenta por ciento de los bebés a término y ochenta por ciento de los prematuros les da ictericia, que hace que la piel o la parte blanca de los ojos se les ponga amarillenta. Esto sucede por varias causas, muchas de las cuales tienen que ver con la falta de madurez del bebé.

Si tu bebé tiene apariencia amarillenta, consulta con el médico. Se le harán exámenes de sangre y el tratamiento puede ser algo tan sencillo como darle agua para beber. En ciertas ocasiones se pueden emplear luces especiales para que se le quite el color amarillo de la piel.

El mejor tratamiento para la ictericia la primera semana es darle de comer a menudo, por lo menos cada 11/2 - 2 horas. Coloca a tu bebé junto a una ventana para que duerma durante el día porque la luz solar le ayuda a que se le quite la ictericia. Si la habitación es lo suficientemente cálida, déjalo sólo con el pañal para que la luz le llegue a la piel.

Es importante observar las evacuaciones. Los bebés tienen evacuaciones verdosas y más aguadas que las de un adulto. Si el color, la textura y el olor son normales, la cantidad de veces no tiene mayor importancia.

Un bebé amamantado por lo general tiene evacuaciones amarillentas cada vez que come. Eso se debe a que un bebé de pecho digiere la leche más rápidamente que uno que toma mamila. Esto es bueno para la criatura.

La primera evacuación de un bebé se llama meconio. Esto es una sustancia verdinegra que llena los intestinos de los bebés antes del nacimiento. Casi todos los bebés evacuan meconio el primer día de nacidos, a veces tres o cuatro días. Ted, un padre joven, comentó que "¡ese pupú negro me alteraba!

¿Qué quiere de la vida un bebé?

Ese primer mes no fue nada de lo que me esperaba. Me imaginaba que atender a Chandra iba a ser fácil, pero fue difícil. Me imaginaba que cuando lloraba yo la tomaría en brazos y se iba a dormir enseguida. Pero nada de eso.

Fue más trabajo de lo que esperaba. Tenía que prepararle la fórmula, cambiarle los pañales – no me imaginaba que iba a estar orinada todo el tiempo. Había que cambiarla constantemente. Me iba a ver TV y la oía llorando. Me molestaba un poco porque no quería moverme.

Maria, 18 – Chandra, 6 semanas

Tu recién nacida es una criaturita muy sensible. Probablemente se va a sobresaltar y llorar con cualquier cambio repentino. Con un ruido fuerte o un movimiento en su moisés tal vez va a llorar. Si la levantas de su cama súbitamente, tal vez también va a llorar.

Cuando la vas a tomar en brazos, se sentirá más segura si le pones las manos directamente por debajo del cuerpo y esperas uno o dos segundos antes de levantarla. Así tendrá tiempo para ajustarse a que la muevan.

Por supuesto que *siempre* le vas a sostener la cabeza a una bebé chiquitita cuando la levantas o la tienes en brazos.

La comodidad es lo más importante para todo recién nacido. Significa en primer lugar satisfacer todas sus necesidades. Dejarla "llorar y llorar" tiene sentido sólo cuando nada de lo que hagas la va a hacer sentir mejor. Aún entonces, casi todos los bebés prefieren que los tengan en brazos cuando sufren.

A casi todos los bebés les encanta que los toquen, los carguen y los acaricien. Saben acunarse en tus brazos de tal manera que los hace sentir bien a ambos. Cuando la bebé está intranquila, mantenerla erguida con la cabeza cerca de tu hombro la puede calmar.

Los recién nacidos no se "malcrían"

Hablé con mi bisabuela antes de morir (antes de yo salir embarazada) y me dijo: "Yo nunca dejé llorar a ninguno de mis bebés. Cuando un bebé llora es porque necesita algo, aunque sea sólo que lo tomen en brazos". Eso se me quedó grabado en la mente.

Así que cuando Sonja estaba pequeñita, si lloraba, yo le

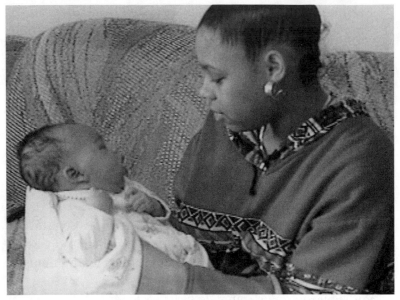

Todavía no puede ver muy bien.

daba de comer. Si lloraba y quería que la cargaran, yo la car-
gaba. Mi mamá me decía que la iba a malcriar. Comía cada
dos horas hasta los 2 1/2 meses.

Julie

A la mayoría de las madres (y los padres), por su cuenta,
les encanta tener en brazos a su bebé. Tócala y acaríciala.
Sobre todo, no te preocupes de que se va a malcriar durante
esos primeros meses.

Los bebés nacen con 100 billones de células cerebrales en
espera de desarrollo. Se desarrollan por el estímulo, como luz
y sonido (especialmente el sonido de la voz de madre y/o padre). ¡El tacto es tan importante que los bebés a quienes tocan
poco o con quienes no juegan tienen el cerebro más pequeño!
La mayor parte de la actividad cerebral es hasta los tres años.

Las madres (y los padres) jóvenes a menudo preguntan
si al tomar a la criatura en brazos cada vez que llora no va a
pensar que llorando va a obtener todo lo que quiere.

Ésta es una idea anticuada que sencillamente no es cierta.
Si llora es porque necesita algo y va a aprender algo de la
madre o padre que responde a su llanto. Básicamente, va a
aprender a confiar en su mundo. Esa sensación de confianza
es lo más importante que puede aprender durante esos
primeros meses.

De paso, ciertos estudios indican que los bebés a quienes
cargan a menudo durante los primeros meses lloran menos
a la edad de un año que los recién nacidos a quienes cargan
poco cuando lloran.

Así, pues, carga a tu bebé. Tómala en brazos cuando llora.
Dale de comer si tiene hambre. (Ver el capítulo 11, "Dar de
comer a tu recién nacido".) Cámbiale el pañal cuando se moja
o se ensucia. Mantenla limpiecita, seca, calentita (pero no
demasiado) y sin hambre.

Tal vez es soledad

Cuando Chandra está incómoda, llora y llora y yo no sé
qué hacer. Mi mamá trabaja así que no está aquí de día
para aconsejarme.

Maria

Si no tiene hambre, tal vez está incómoda por otro motivo.
¿Hay que cambiarle el pañal? ¿Eructó lo suficiente después
que comió? ¿Puede tener mucho calor? ¿O tendrá mucho frío?

Si nada da resultado, a lo mejor es soledad. ¿Has pensado
alguna vez cómo se debe sentir uno en un moisés sin nada que
hacer? Durante nueve meses, has estado segura en el útero y
así de repente estás afuera. Y esperan que duermas sola sin
ningún contacto humano. ¡Eso es un gran cambio para
tu bebé!

A lo mejor sólo quiere que la carguen. ¿Tienes una silla
mecedora? ¡Pues úsala! Una cunita mecedora también es
buena para un bebé. Cántale mientras la meces.

A los bebés les encanta estar pegaditos. Una amiga nues-
tra, cuando su bebé llora, se lo pone en las rodillas y lo
zarandea de arriba abajo. Él llora más porque no le gusta.
Pobrecito bebé, le tengo mucha lástima.

Cuando Stevie llora, nosotros lo tomamos en brazos y lo
ponemos junto a nosotros y lo acariciamos. Me parece que
eso es mucho mejor que ponérmelo en las rodillas.

Me encanta mecer a Stevie. Lo único que mi mamá insistió
en comprar antes de que naciera fue esa silla mecedora y yo
sé muy bien por qué.

Alison, 18 – Stevie, 2 meses

Si el dinero es limitado, sin duda que tu bebé preferirá
una mecedora barata sin pintar, o una cuna de uso y una silla
mecedora, en vez de una cuna muy elaborada.

Le gusta estar envueltito

A veces envolver a un bebé inquieto sirve. Esta práctica de
envolver a un bebé bien apretujadito en una mantita es práctica común en muchas culturas. Ha estado algo apretujado antes
de nacer y ahora se puede sentir bien envuelto así.

Para envolver a la bebé, céntrala en la manta con la cabeza
apenas más allá de uno de los cantos. Toma un canto superior
de la manta y crúzasela diagonalmente sobre el hombro. El
codo va a estar por dentro, pero una mano debe estar afuera.
Mete el canto bajo las rodillas del bebé.

Tira del otro lado de la manta y dóblalo ajustadamente
sobre la criatura. Levántala un poquito para que el borde de la
manta le quede por debajo.

Vas a tener a tu bebé bien envueltito y él o ella se va a
sentir mejor. De hecho, ciertos bebés duermen mejor si los
envuelven así antes de acostarlos.

Hay que tener sensibilidad

Cuando Stevie está durmiendo lo dejamos dormir. Mucha
gente no se da cuenta de eso. Unos amigos de nosotros

despiertan al bebé sólo porque tienen visitas. Yo considero que es importante cargarlo cuando llora. O si está despierto, aunque no esté llorando y quieres tenerlo en brazos, está bien. Pero no cuando está durmiendo. Es tan importante dejarlo dormir como tomarlo en brazos cuando llora.

Alison

Tu recién nacido es una personita que sabe más de lo que se pensaba anteriormente. En este momento empiezas a ser una gran influencia en el comportamiento de tu criatura. Tu hogar y las cosas que tú haces son importantes para tu bebé.

Atenderla, enseñarle y quererla son un gran reto estimulante para ti.

Para mayor información, ver *Your Baby and Child from Birth to Age Five* por Penelope Leach (Knopf).

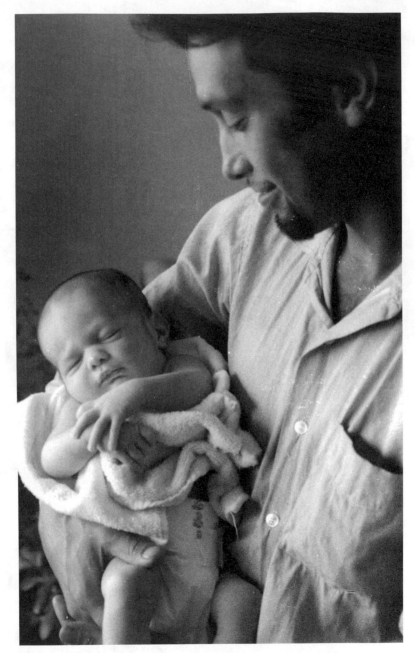

Realizar tu papel de padre es algo muy especial.

13
Especialmente para el papá

- **Para padres adolescentes**
- **Si tienes más edad**
- **¿No están juntos?**
- **Los derechos del padre**
- **Los padres de ella tal vez te rechazan**
- **La reacción de tus padres**
- **Responsabilidades del papá**
- **¡No te salgas de la escuela!**
- **El papel del papá**
- **Compartir las visitas prenatales**
- **Necesita un entrenador para el parto**
- **Ciertas responsabilidades te corresponden**
- **No es fácil**

Yo estaba con Hillary cuando nos enteramos del embarazo. Fue el cambio más grande de mi vida que jamás pude imaginar.

Fuimos a un examen médico, todo normal, como un día cualquiera. Salimos de allí y fue como que desde ese momento en adelante todo había cambiado.

Ya yo no me considero adolescente porque soy padre.

Me parece que mi hija siempre va a ser lo primero. Voy a tratar de satisfacer las necesidades de ella antes que las mías.

Brady, 17 – Bronwyn, 10 meses

Yo voy a hacer por Blair lo que no hicieron por mí. Mi
papá no siempre hacía lo debido. No estaba mucho en casa.
He tomado eso en cuenta y voy a ser un padre mejor que el
que tuve yo.

Ella y yo nos separamos un tiempo y la gente preguntaba:
"¿Y la bebé?" Yo me separé de Brooke, no de mi bebé. No voy
a darme por vencido y desaparecer sólo por el temperamento
de Brooke.

Si rompiéramos de verdad, yo continuaría mi relación con
mi hijo.

Joel, 19 – Blair, 3 meses

Para padres adolescentes

Si eres padre adolescente, o pronto lo vas a ser, ¿y qué
tal tú? Probablemente sabes que mucha gente cree que a los
padres adolescentes no les interesan sus bebés ni las mamás
de sus bebés. Consideran que los muchachos sólo quieren
embarazar a tantas muchachas como les sea posible y luego
olvidarse de sus responsabilidades para con tales jóvenes y los
niños que procrean.

Por supuesto que muchos padres adolescentes no son así.
Es muy posible que tú no lo seas porque estás leyendo
este libro.

Tal vez vives con la mamá de tu bebé. Tal vez están casados, aunque sólo una de seis madres adolescentes está casada
con el padre de su criatura a la hora de dar a luz.

Tal vez no viven juntos pero pasan mucho tiempo juntos en
casa de ella e intentas pasar más cuando nazca el bebé. Puede
ser que no tenías intención de procrear tan temprano, pero de
todos modos piensan criar juntos a esta criatura.

Era el Día de Acción de Gracias. Me llamó y me lo dijo.
Al pricipio pensé: "A lo mejor se lo imagina. ¿Cómo puedo
yo hacer embarazar a alguien?" Después me puse a pensar.
¿Era mío o de otro? Imagínate, algo así.

Yo solía andar por ahí haciendo lo que me daba la gana.

*Después empecé a tomar consciencia de que el hijo que
ella llevaba adentro era mío y empecé a preocuparme más.
Cuando se le empezó a notar, yo sentía como que había allí
algo mío con algo de ella. Eso lo hace sentir bien a uno.*

*Mis amigos me decían: "¿Tú vas a ser padre?" Lo halla-
ban muy chévere. Uno de mis compinches dijo: "Hombre, no
vas a tener plata. Todo lo que ganes va ser para esa criatura". Pero todos los demás querían ser el padrino.*

*Yo estoy por graduarme dentro de cuatro meses y quiero
enlistarme en la Fuerza Aérea. Nos vamos a casar cuando
ella se gradúe, dentro de dos años.*

*Quiero participar en todo lo relacionado con mi bebé. Mi
bebé va a estar antes que nadie para mí.*

Norm, 17 – LaTisha, 9 meses de embarazo

Si tienes más edad

Si no eres adolescente pero la madre del bebé sí lo es, te
vas a dar cuenta de que la mayor parte de este capítulo
también es para ti.

Si un miembro de la pareja tiene varios años más que el
otro, los intereses individuales pueden ser muy distintos. La
crianza en conjunto a pesar de esas diferencias necesita más
atención y entendimiento de parte de ambos.

*El mayor problema que tenemos es que a Mitzuko le en-
canta ir a partidos de fútbol y bailes en la escuela y ya yo hice
todo eso. Yo voy de vez en cuando y me parecen estupideces.
Como el baile de gala ("prom" en inglés). Tuvimos un gran
altercado por ese baile. Yo voy a tener casi 22 años cuando
sea el baile de ella y no tengo ganas de ir. Todos son
tan chiquillos.*

Maurice, 21 – Lana, 14 meses

Maurice tal vez decida ir al baile sencillamente para com-
placer a Mitzuko. A su vez, Mitzuko podría acceder a salir
con los amigos de Maurice de vez en cuando, amigos que a lo

mejor no encuentra muy de su agrado.

Si tu pareja es menor que tú, o si crees que le falta madurez, puede ser tentador hacer el papel de padre de ella. Pero tanto tú como tu bebé se beneficiarán si tú y tu pareja se respetan mutuamente como iguales y cada uno de ustedes se encarga de una parte importante en la crianza de la criatura.

El sólo hecho de no ser ya adolescente no significa que vas a estar completamente relajado en cuanto a la crianza del niño o de la niña. Además del apoyo emocional que los padres, aun los más jóvenes, pueden proporcionar, tú, si tienes más de 18 años, tienes responsabilidad económica desde ya. A lo mejor todavía estás en la escuela y la mantención del bebé va a ser muy difícil.

Pero a medida que te relaciones más y más con tu criatura, probablemente considerarás que la crianza es uno de los empleos más gratificantes que jamás vas a tener.

¿No están juntos?

Tú y la madre de tu bebé tal vez no están juntos. Quizás rompieron antes de que ella supiera que estaba embarazada pero tú aun así quieres ver a tu bebé. De todos modos, eres su padre sea cual sea la relación con la madre. Miguel se encontraba en esa situación:

Yo acababa de salir de la cárcel cuando Maurine quedó embarazada. Yo quería corregirme pero realmente no sentía nada por nadie. Quería andar por ahí.

Pasaron dos meses antes de enterarme y ya no estábamos juntos. Cuando me enteré, pensé: "Tengo que hacer algo. Éste es mi primer hijo y no lo voy a abandonar". No quería que mi hijo creciera sin conocerme.

Al fin nos volvimos a juntar como un mes antes de que naciera Genny. Antes de eso, me sentí como que había hecho algo malo. Me sentía culpable porque si hubiera sabido que Maurine estaba embarazada no hubiera andado por ahí con

*nadie más. Me hubiera quedado con Maurine. Yo no estaba
enojado con ella.*

*Fui con Maurine al hospital. Eso es lo mejor que puedes
ver, ver nacer a tu hija. No vivíamos juntos, pero me quedaba
con Genny los fines de semana. Yo estaba trabajando y la iba
a atender. Eso me gustaba. Nunca antes había hecho yo
algo así.*

*Maurine y Genny vinieron a vivir conmigo un par de
meses después y yo me levantaba a atender a Genny por lo
menos la mitad de las veces.*

*Vivimos juntos casi un año, pero después se mudaron otra
vez con la familia de Maurine. Todavía veo mucho a Genny
y me gustaría volver a vivir con ellas.*

Miguel, 19 – Genny, 18 meses

Los derechos del padre

Si Maurine decidiera que no quiere que Miguel vea a
Genny, ¿cuáles son los derechos de él?

Si el padre contribuye algo para la mantención –y usualmente aunque no lo haga — tiene derecho de ver a su bebé.
Desde el punto de vista legal, tiene derecho de tener a su
criatura ciertas veces. Si los jóvenes, madre y padre, no están
de acuerdo en esto, deben hablar con un abogado o un grupo
de ayuda legal.

Si tu pareja no quiere que veas a tu bebé, tal vez puedes
hacer algo al respecto. En primer lugar, ¿has declarado
la paternidad?

Si tú y la madre del bebé no están casados, es importante
que establezcas la paternidad. Esto significa que ambos tienen
que firmar documentos legales para indicar que tú eres el
padre de la criatura. Si no lo haces, ese hijo o esa hija no va a
poder recibir beneficios de Seguro Social, seguros, veteranos
y otros que le corresponden por ti. Esto es también la única
manera que tiene un padre soltero de establecer su derecho a
visita o custodia.

Todo padre tiene el derecho de ver a su hijo/hija y a veces tiene que tomar la iniciativa. Es conveniente que mantengas un récord escrito de tus visitas con la criatura y que tengas recibos firmados correspondientes al dinero que das para la mantención del menor. Esta información puede servirte si alguna vez tienes que probar en la corte que te interesas por tu hijo/hija.

Esteban y Trudy tenían 15 años cuando se dieron cuenta de que Trudy salió embarazada. Al principio, Esteban quiso evadir el asunto de su próxima paternidad. A la vez, no quería abandonar a su criatura como lo había hecho su padre con él y con su mamá:

Para mí fue toda una conmoción. Yo no quería ser padre. Estaba muy joven. Yo creía que sólo nos estábamos divirtiendo y así de pronto Trudy resultó con algo realmente serio. Ella vivía a una cuadra de mi casa y yo trataba de evadirla.

Me alejé del asunto un tiempo, pero después volví con ella. Mi papá se fue cuando yo nací y yo no le quería hacer eso a mi bebé.

Durante todo el embarazo yo salí con otras. Me decía a mí mismo que cuando naciera mi bebé tendría que asentarme con una chica, así que tenía que salir mientras pudiera.

Trudy andaba malhumorada, siempre irritable. También estaba asustada pero no me hacía presión. Yo le decía que no la iba a dejar, pero nunca le decía por qué no estaba en mi casa cuando ella me llamaba.

No estuve en el hospital con ella porque no le caigo bien a su papá. Vi a Nathan por primera vez cuando tenía una semana.

Yo tuve relaciones con muchas cuando ella estaba embarazada, pero después que nació mi bebé, cambié. Cuando lo vi, igualito a mí, me calmé.

Me salí de la escuela porque no teníamos dinero.

Conseguí trabajo pero volví a la escuela el otoño pasado. El mes que viene voy a seguir con estudios independientes porque necesitamos el dinero. Tengo que volver a trabajar.

Esteban, 18 – Nathan, 2; Ralph, 5 meses

Los padres de ella tal vez te rechazan

Aunque tengas trabajo, podría ser que los padres de tu pareja no te quieran cerca. Los padres de muchas madres adolescentes no quieren saber del padre de su nieto. Le echan la culpa de que su hija se haya convertido en un momento de muchacha despreocupada en madre trabajadora.

Éramos muy unidos, los padres de ella y yo. Pero cuando se dieron cuenta que estaba embarazada, me repudiaron. Yo no podía llegar a su casa. Ahora, después que nació el bebé, parecen contentos y otra vez gustan de mí.

De veras que te pisotean cuando te rechazan y eso es lo que estaban haciendo conmigo. Pero yo me quedé pegado allí porque deseaba de corazón estar con mi hijo o hija. Yo le decía a Darlene: "Entiendo perfectamente por qué se sienten así, pero, ¿por qué no nos dan una oportunidad?"

Manuel, 18 – Juan, 27 meses; Darcy, 13 meses

Las adolescentes embarazadas tienden a crecer rápidamente. Los cambios físicos por los que pasan parece que les ayudan a darse cuenta de que en verdad enfrentan grandes cambios en la vida. Si la pareja no participa activamente, le es difícil entender.

Si participa, tal vez se le dificulte igualmente lidiar con el malhumor de ella. A lo mejor no es tan agradable estar con ella ahora como antes del embarazo. A medida que el embarazo progresa, tal vez su enfoque va a ser cada vez más en su bebé.

Éramos muy unidos y Don estaba contento por mi embarazo. Me decía cosas como que iba a consentirme a mí y a mi bebé, que le costaba esperar, etc. Me llamaba para saber cómo estaba.

Rompimos a los cuatro meses de embarazo porque yo no salía con él. Don decía que me había puesto gruñona y ya no se divertía conmigo.

Liz, embarazada a los 15 años

Para muchos padres probablemente es difícil sentir algo positivo hacia este joven. Él es el responsable del embarazo de su hija – y se queja de que ya no se "divertía" con ella. De hecho, los padres de Liz han decidido que ni Liz ni el bebé van a ver a Don nunca.

La reacción de tus padres

A veces es la familia del joven la más molesta por el embarazo. Hacerse padre tan temprano puede frustrar las oportunidades que tenía su hijo para alcanzar su meta en cuanto a carrera. No es esto lo que querían para él. Ciertos padres, aunque desilusionados, apoyarán mucho a su hijo en este momento, a sabiendas de que ésta es la mejor manera de ayudarlo a independizarse lo antes posible.

Cuando le dieron el resultado de la prueba a Deborah, nosotros nos asustamos porque ella era porrista y quería ir a todos los partidos de fútbol ese año. Y yo no esperaba ser padre. Consideramos un aborto. Yo no estaba preparado para eso.

Entonces Deborah dijo que iba a tener al bebé conmigo o sin mí. Si yo no estaba dispuesto a afrontarlo, me podía ir a mi casa y olvidarla. Yo no podía soportar tanta culpabilidad.

Hablé con mi mamá. Me dijo que Deborah se podía mudar con nosotros porque no se estaba llevando bien con su mamá. Nos escapamos de la escuela unos días y mi mamá se enconó. Dijo que si lo volvíamos a hacer, Deborah tendría que volverse a su casa. Nos dijo que los dos teníamos que conseguir trabajo, ir a la escuela, y que teníamos que mantener la casa limpia.

*Desde entonces estoy trabajando en una carnicería.
Deborah también está trabajando. Ella tenía planes de ir a la
universidad, pero eso no será posible por un tiempo.*

Nathaniel, 18 (Deborah, 17 – 8 meses de embarazo)

Responsabilidades del papá

Es importante que hagas todo lo posible por ofrecer apoyo
económico a tu familia. Probablemente tengas que conseguir
empleo enseguida. Pero continuar tu educación es también de

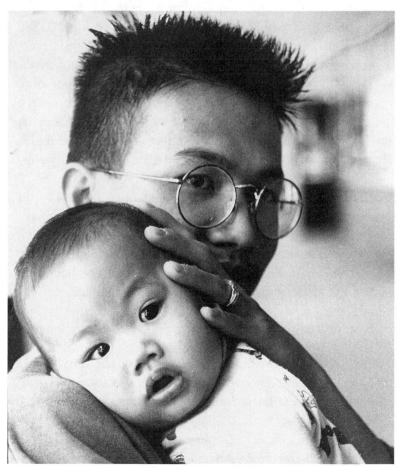

Papá y bebé establecen lazos.

la mayor importancia.

Si eres adolescente, tal vez se te dificulte "encargarte de tus responsabilidades" como padre. Si no has completado la escuela secundaria, y aun si ya la terminaste, encontrar un buen empleo no es fácil. La tasa de desempleo entre los varones adolescentes es alta.

Si no estás trabajando, tus conocidos podrán pensar que no quieres responsabilizarte por tu criatura. Si te has salido de la escuela, es más fácil que te rechacen como a un padre adolescente típico, alguien que forzará a la mamá de su bebé a depender de la asistencia pública ("welfare" en inglés). Sea como sea, con la reforma en la asistencia pública, hasta esa asistencia será seriamente limitada para las madres solteras.

Desde el punto de vista legal, se espera que todo hombre que procrea una criatura proporcione por lo menos la mitad del dinero necesario para la mantención del/de la menor hasta los 18 años. Eso es aterrador para un adolescente sin trabajo. Hacerse cargo de esa responsabilidad a los 15 años — y aun a los 18 — puede ser imposible.

Si tienes consciencia de lo tanto que cuesta mantener a un bebé, a lo mejor te dan ganas de darte por vencido. Muchos padres jóvenes lo hacen. No pueden conseguir un buen empleo para atender a su familia por sí mismos, de modo que no dan nada o dan poco. Cuando consideramos la parte monetaria en la paternidad, no es de extrañar que muchos padres adolescentes se alejen.

Norm explica por qué no lo hizo él:

Los bebés son caros, pero, bueno, es algo así como en vez de comprar un par de zapatos para mí, le doy esto a mi bebé. No me puedo imaginar cómo es que unos tipos que tienen hijos no participan en su crianza. Veo a los bebés con sus mamás y me pregunto: "¿Cómo puedes traer a una criatura al mundo y no quererla? Es parte de ti". Yo no podría tener a un hijo por ahí sin yo ser parte de su crianza.

¿Tendrás que cambiar tu estilo de vida a causa del bebé? Zelia se preocupaba porque su pareja formaba parte de una pandilla ("ganga", mara):

Estoy con el papá en este momento pero desearía no estarlo. Él es miembro de una pandilla. Eso fue lo que me atrajo de él al principio, su apariencia. Ahora que estoy embarazada, no quiero que mi hija tenga nada que ver con nada de esas cosas.

Mi novio quiere que su mejor amigo sea el padrino de mi hija y él también es miembro de la pandilla.

Me dijo una vez: "Voy a llevar a la bebé a las reuniones de la pandilla".

Yo le contesté: "No, no la vas a llevar, no la vas a llevar a ninguna parte".

Zelia 17 – 4 meses de embarazo

Ciertos jóvenes deciden salirse de la pandilla por las responsabilidades paternales que se aproximan. Tal vez ya están cansados de la violencia y están listos para un cambio. O puede ser algo importante para la pareja:

He estado con el papá casi tres años. Al principio Riley no era mi tipo. Era un pandillerito, con la cabeza rapada y la ropa bien suelta. Lo primero que pensé fue que es un provocador. Cuando me hice amiga de él me di cuenta de que realmente es algo sensible. En un par de semanas empezó a cambiar. Se dejó crecer el cabello, se puso pantalones mejor ajustados.

Seguía reuniéndose con sus amigos, pero llegó el momento en que tuvo que decidir entre sus amigos y yo—y se decidió por mí.

Denay, 16 – Dorian, 11 meses

Convertirse en padre generalmente significa un gran cambio en el estilo de vida. Para ciertos jóvenes, esos cambios tal vez requieran mucha valentía y determinación. De su participación anterior en la pandilla, Riley, 18, comenta:

Herí a mucha gente, pero una vez que nació mi hijo, no pude hacerlo ya más. Ahora sólo pienso en mí mismo. Tengo un hijo en quien pensar. Tengo un bebé hermoso que necesita mucho amor.

¡No te salgas de la escuela!

Esteban, citado anteriormente, abandonó la escuela cuando supo que Trudy estaba embarazada. Volvió a la escuela pero ahora piensa salirse otra vez porque necesita dinero y le parece que tiene que conseguir trabajo.

Ésa es una decisión difícil. Salirse de la escuela probablemente significa que Esteban no va a poder conseguir un trabajo que pague bien. De hecho, sin un diploma de escuela secundaria, tal vez nunca pueda ganar suficiente dinero para mantener a su familia como le gustaría. Si tiene que trabajar, por lo menos tiene la sensatez de seguir el programa de estudio independiente de la escuela.

Esteban también necesita buena consejería sobre carrera. A lo mejor su escuela tiene un centro de carrera donde puede enterarse sobre capacitación para trabajo. Algún curso intensivo de capacitación en este momento le serviría para evitar quedarse estancado en un trabajo sin futuro.

Shaun se había graduado ya de escuela secundaria y estaba en la universidad cuando se enteró de que pronto sería padre. Con la ayuda de sus padres, continúa con su educación. Según él, esto es lo más responsable que puede hacer por su familia en este momento:

Para mí la prueba de embarazo fue un golpe. Lloré con ella. No puedes pensar por un par de semanas. Yo estaba en la universidad y quería quedarme. Ésa era prioridad. Iba a tener un bebé a quien atender y tenía que pasar por la universidad. Deseaba que mis padres entendiesen y me ayudaran y han sido realmente espléndidos.

Me imaginé que si no me quedaba en la escuela no habría buenos empleos para mí. Decidí luchar los próximos dos años para no tener que luchar el resto de nuestras vidas.

Shaun, 19 (Beth Ann, embarazada a los 17)

Un embarazo muy temprano de seguro que va a incomodar a los padres de los adolescentes del caso. El apoyo de los padres de Shaun significa que él puede seguir sus estudios universitarios.

El papel del papá durante el embarazo

El apoyo financiero no es lo único que un padre puede contribuir. Cuando una pareja está junta durante el embarazo, ya sea que vivan bajo el mismo techo o no, el papá puede tener un papel importante para que ella tenga un embarazo saludable. Después de todo, el bebé es también suyo. Si tu novia o esposa está embarazada, le puedes dar ánimo para que coma los alimentos que necesitan ella y su bebé.

Cuando ella estaba embarazada, yo le cocinaba. Le preparaba huevos por la mañana y le hacía ensaladas. A mí nunca me había gustado la cocina, pero me decía a mí mismo: "Ella tiene que darle comida a ese bebé".

Manuel

Según las estadísticas, las madres adolescentes tienen más probabilidades de dar a luz bebés demasiado pequeños y prematuros para que tengan salud óptima. Si durante todo el embarazo la madre come los alimentos que necesitan ella y su bebé, si se aleja del licor y los cigarrillos, y las drogas, y si visita al médico con regularidad, probablemente va a tener un bebé saludable. Tú puedes ayudarla a hacerlo.

Cuando Beth Ann estaba embarazada yo andaba detrás de ella para que comiera bien y fuera al médico. Me hice una especie de perro policía para ella. Me molestó mucho que

se saliera de la escuela. Me gustaría que regresara lo más
pronto posible. Su diploma de secundaria es muy importante
y creo que ella está de acuerdo en eso.

Shaun

Si tú y tu pareja van a fiestas, ella podría verse tentada
por el alcohol y las drogas. Quizás le puedes dar tú el buen
ejemplo. Si tú no tomas alcohol ni drogas, seguro que ha de
ser más fácil para ella no darle esas cosas a tu bebé aún
no nacido.

Si la madre fuma, un bebé no nacido sufre. En el capítulo
5, página 76, Meghan explica cómo su novio le ayudó a dejar
de fumar durante su segundo embarazo.

Estar en un lugar lleno de humo es muy duro para el feto.
Si tú fumas, podrías fumar menos o dejar el cigarrillo por tu
bebé. Si no, trata de no fumar alrededor de tu pareja y tu bebé
no nacido.

Compartir las visitas prenatales

¿Puedes ir con ella al médico cada vez que tiene un examen prenatal? Sin duda que ella apreciará tu apoyo. También
sirve para acercarte a tu bebé aún antes de nacer. Escuchar
los latidos del corazón por el estetoscopio de ultrasonido es
emocionante. Igualmente, ver el ultrasonido, la "foto" que el
médico puede tomar del feto.

Randy y Whitney no se podían juntar durante varios meses
durante el embarazo de Whitney. Él indicó que el ultrasonido
lo hizo sentirse más involucrado:

Los dos sabíamos del embarazo cuando me fui, pero
Whitney no se los dijo a sus padres hasta que yo regresé. Para
entonces ya tenía siete meses.

Nos escribíamos durante ese tiempo y a ella le hicieron
varios ultrasonidos. Eso hizo al bebé más real para mí.

Cuando Whitney estaba embarazada yo estaba contento
y asustado a la vez. Tenía miedo por lo que iba a pasar, pero

estaba contento por el bebé.

No me fui porque los dos decidimos tener a este bebé y yo quería ver a mi hija o mi hijo. Yo no quería que el bebé sufriera. Por eso fue que no dejé a Whitney. Es bastante aterrador.

Cuando regresé, Whitney estaba muy gruñona. Se quedó con sus padres hasta que nació Keegan. Entonces se mudó conmigo y mis padres.

Este año me gradúo. Pensaba ir a la universiad pero ahora tengo que conseguirme un trabajo.

Randy, 17 – Keegan, 2 meses

Tu apoyo emocional es probablemente lo más importante que le puedes ofrecer a tu pareja ahora mismo. Ya sea que el embarazo sea planeado o no, no importa a qué edad, la mayoría de las mujeres sufren cambios hormonales que las hacen incomodarse fácilmente durante el embarazo.

Brooke andaba malhumorada cuando estaba embarazada. Sufría de calor. Creo que eso es normal pero al fin y al cabo yo tenía que ayudarla a calmarse. Era difícil porque tenía todas estas emociones: "¿Me está engañando? ¿Está haciendo esto o aquello?" Teníamos que sobreponernos a esto.

Joel, 19 – Blair, 3 meses

Además de estos cambios físicos, tu pareja puede tener otros problemas. Los padres de ella a lo mejor están enojados por el embarazo. A lo mejor a ella se le dificulta continuar su educación. Puede ser que vea el futuro con temor. Tu apoyo puede servirle para bregar con todo esto que siente.

Necesita un entrenador para el parto

Estuve con ella en el alumbramiento. Me aluciné. Cuando vi a Gus saliendo, cuando le vi la cabeza, fue algo realmente extraño.

Me quedé con ellos en el hospital dos días y teníamos al

*bebé en nuestra habitación. La enfermera nos enseñó a darle
baño de esponja, a no mojarle el cordón [umbilical], cómo
preparar el biberón, cómo limpiarlo y cambiarle los pañales
y cómo envolverlo. Venía a menudo a preguntarnos si
necesitábamos ayuda.*

Andy, 17 – Gus, 5 meses

Pensar en los dolores de parto y el alumbramiento que se
acercan puede ser aterrador para tu pareja. Una clase de alumbramiento preparado que tomen juntos los puede preparar para
la gran tarea de dar a luz al bebé. En esas clases vas a aprender cómo hacer de "entrenador" durante el gran evento.

Si tú eres el entrenador de parto, le tienes que dar ánimo
para que respire de ciertos modos durante las contracciones y
enfocar un punto específico cuando tiene los dolores. Frotarle
la espalda o sencillamente tenerle la mano entre la tuya
durante las contracciones puede servir.

Tu maestra de alumbramiento preparado te informará de
otras maneras en que puedes participar en el nacimiento
de tu bebé.

Ciertos estudios demuestran que un padre que está con su
pareja en el alumbramiento probablemente estará bien aco-
plado con la madre y el bebé un año más tarde que los padres
que no se encontraban en esa situación.

*Al principio no me gustaba que estuviera embarazada por
estar tan joven. Entonces, cuando la vi dar a luz y me dejaron
cortar el cordón [umbilical], me dio mucho gusto. Estaba tan
feliz que las lágrimas me empezaron a salir de los ojos.*

Leandro, 17 – Jonathan 18, meses

A veces los padres sienten celos cuando nace su bebé.
Puede parecer como que tu pareja está totalmente dedicada al
bebé y no tiene tiempo para ti. A lo mejor parece exhausta casi
todo el tiempo. Tu mejor defensa es compartir lo más posible
de la crianza de tu bebé.

Como padre de ese bebé, tú puedes hacer todo lo que hace

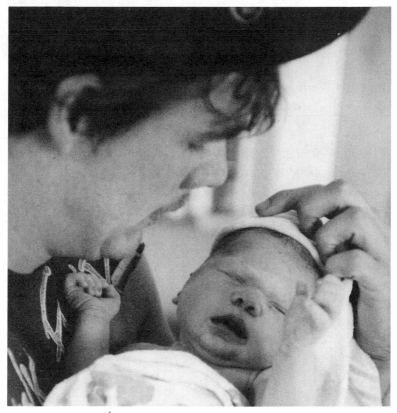

Él y su papá ya son grandes amigos.

la madre por la criatura menos amamantar. Si ella le da el pecho, tú le puedes llevar el bebé por la noche, cambiarle el pañal, acariciarlo... y disfrutarlo. Puedes ser parte muy importante de la vida del bebé desde el principio. Si lo haces, tú, el bebé y la mamá, todos van a resultar ganadores.

Si ella planea darle el pecho a tu bebé, va a necesitar ánimo y apoyo. Juntos pueden ofrecerle al bebé lo mejor para empezar la vida.

La lectura del capítulo 11, especialmente si vives con la mamá del bebé, te servirá de guía para ayudarles a ella y a tu recién nacido a empezar la lactancia.

Ciertas responsabilidades te corresponden

Antes del nacimiento saqué de mi cuarto todo lo que no
necesitaba para hacer espacio para la cuna y el cochecito y
otras cosas para el bebé. Whitney eligió el color y yo pinté el
cuarto. A Whitney le dieron muchas cosas en el "baby
shower" y eso ayudó mucho.

Randy

Randy sabía que tenía que quedarse en la escuela. Salirse
y tratar de mantener a su familia con un trabajo de muy baja
paga no tenía sentido. Él podía ser responsable de otras
maneras ahora mismo.

Aunque no puedas ofrecer mucho apoyo financiero en
este momento, puedes participar en el cuidado de tu criatura.
Encárgate de una parte del cuidado del bebé. Quizás tus
padres pueden atenderlo también.

Si ambos están en la escuela, van a necesitar un horario
para atender al bebé que les permita tiempo para hacer las
tareas escolares.

¿Tienes seguro de salud? De ser así, fíjate si también cubre
a tu bebé.

No es fácil

Andy habla por muchos padres adolescentes cuando
habla de las dificultades de tener un hijo antes de estar
preparado para ello.

Lo difícil es que tú todavía eres chiquillo y no puedes
negarlo. No puedes hacer nada al respecto. Tú solo te metiste
en este enredo.

Me hubiera gustado no tener hijos porque me gustaría
estar haciendo tantas otras cosas ahora mismo.

Pero no puedes cambiar lo hecho. Tienes que enfrentar la
situación aunque a veces te dices: "Esto es una mamada".
Ves a muchos de tus amigos que no tienen hijos y te gustaría
estar en su lugar.

Ahora tengo que pensar en mi bebé cuando camino por la calle y me parece raro. Antes, no tenía que pensar en nadie más que en mí. Ahora tengo que preocuparme por los tres. Es duro.

Andy, 17 – Gus, 5 meses

Por supuesto que es duro. Criar a una criatura es una de las tareas más difíciles — y gratificadoras — que enfrentan los seres humanos. Salir embarazada antes de estar preparada para ello cambia la vida de una joven de una forma tremenda. También cambia drásticamente la vida del padre del bebé.

Los padres adolescentes que se quedan, que optan por hacer frente a la gran responsabilidad de la mantención y crianza activa de su criatura pueden enfrentar dificultades y sueños no realizados igual que la madre. Cuando optan por esta ruta, también puedes anticipar la alegría de ver crecer a tu bebé, primero convertirse en un gracioso párvulo independiente, luego pasar por la infancia y después, ser el adulto responsable y maduro que tú quieres que sea.

¡Qué reto tan maravilloso!

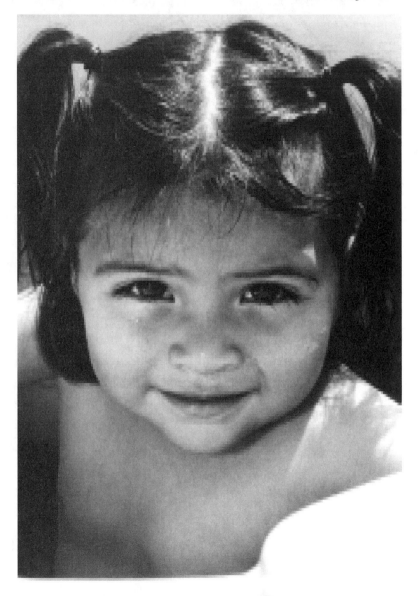

Demorar el segundo embarazo te da más tiempo y atención
para tu primer bebé – y una mayor oportunidad
de alcanzar tus propias metas.

14

Otro bebé — ¿cuándo?

Yo no pensaba en un embarazo pero fuimos medio tontos al respecto. No usamos condón ni nada. Mi amiga ha tenido relaciones un año y no ha quedado embarazada, de modo que me imaginé que yo tampoco me iba a embarazar.

Tengo seis meses de embarazo y hemos roto varias veces en ese período.

Libbey, 15, 6 meses de embarazo

Le he dicho a mi novio que no quiero otro embarazo y que me voy a cuidar. Hablamos y él está de acuerdo.

Christina, embarazada a los 15 años

Muchas madres adolescentes quedan embarazadas muy pronto después que dan a luz a su primer hijo. De hecho, muchas lo hacen en un período de dos años después del primer alumbramiento.

¿Es eso lo que quieres? ¿O te gustaría esperar un poco más antes de otro embarazo? Los motivos por los cuales valdría la pena esperar incluyen:

- Poder darle al primero o a la primera criatura toda la atención que necesita. Los párvulos necesitan tanta atención, aunque sea de otra manera, que los recién nacidos.

- Tu cuerpo probablemente no está en condiciones de producir un bebé saludable si tus embarazos son muy cerca uno de otro.

- Más bebés generalmente significan más pobreza.

- Con sólo una criatura, tal vez puedes conseguir guardería y seguir con tus estudios y luchar por alcanzar tus otras metas. Con dos, eso va a ser mucho más difícil.

- Tu relación con tu pareja probablemente va a sufrir si tienes muchos hijos uno detrás de otro.

Si prefieres demorar el siguiente embarazo, ¿estás haciendo planes para llegar a esa meta?

Claro que nadie tiene que estar sexualmente activo. La abstinencia sexual les permite a las parejas explorar su relación de muchas otras maneras.

Abstinencia: no tener relaciones sexuales o coito

Las relaciones sexuales pueden cambiar las cosas

La actividad sexual es tanto física como emocional. La parte emocional del coito puede ser muy diferente para cada uno de los miembros de la pareja.

A veces uno de los dos tiene el poder en la relación porque

la otra persona tiene emociones muy fuertes en cuanto al acto sexual. Este poder puede ejercer un efecto importante en la relación.

Por lo general, ninguno de los dos se siente igual después de empezar las relaciones sexuales. Eso puede ser bueno, o puede causar serias dificultades entre los dos. Un embarazo complica las cosas aun más.

Un buen momento para pensar en la planificación familiar es durante el embarazo. No puedes embarazarte ya mismo, de modo que tienes tiempo para estudiar tus opciones con muy poco riesgo.

Cosas que considerar

Hay que considerar varias cosas al decidir sobre la anticoncepción:

- Hay quienes consideran que la muchacha que tiene "precaución" no es una chica "buena".

- Una mujer que ha estado en una relación no satisfactoria a lo mejor puede sentir que nunca más tendrá relaciones sexuales.

- Las mujeres a menudo consideran que el asunto de la anticoncepción deben decidirlo los dos.

En primer lugar, lo de chica "buena". Si no está preparada para tener un bebé, no quedar embarazada es lo sensato, una decisión que demuestra madurez y atención. ¿No son las buenas chicas maduras y atentas?

Una mujer que lleva consigo condones o preservativos le demuestra a su pareja que se preocupa por sí misma, su futuro y el de él. ¡Eso es ser una chica buena!

En segundo lugar, la muchacha que no piensa tener más relaciones sexuales puede ser sincera. Pero una adolescente tiene como treinta años de fertilidad por delante. Es probable que necesite planificación familiar en algún momento durante esos años.

En tercer lugar, que los dos decidan juntos. Lo cierto es
que a muchas parejas se les dificulta muchísimo hablar de
todo asunto sexual. Dialogar extensamente sobre planificación
familiar es aún más difícil.

*Casi todas mis amigas, que ya son madres adolescentes,
no se atreven a decir a su pareja: "usa un condón". Están al
tanto de eso, pero la barrera es tratar de llegar a la pareja.
A veces hablan de eso y la pareja dice: "no, yo no lo voy a
usar". Entonces se dan por vencidas. A mí me parece que
ellas tienen que cuidarse por los bebés que ya tienen.*

Angelica, embarazada a los 17 años

Ciertas jóvenes dicen que sus parejas no quieren usar control de la natalidad. Una estudiante hasta nos dijo que su novio
no le "permitía" usar ninguna clase de anticoncepción porque,
según él, si ella lo hacía bien podía acostarse con otros tipos. Una relación con tan poca confianza entre los dos va
camino al fracaso. Si la chica va a seguir sus relaciones
sexuales con este novio, bien valdría que ella decidiera usar
un anticonceptivo a pesar de las objeciones de él.

Otras objeciones a la anticoncepción

Otras objeciones al uso de anticonceptivos incluyen:
- "No tengo recursos". (Los bebés cuestan más que la
  anticoncepción.)

- "No tengo transporte a la clínica". (Ir a las citas prenatales también requiere transporte.)

- Mi mamá se puede dar cuenta. (Tu mamá se la va a dar
  cuenta si tienes ocho meses de embarazo.)

La persona que puede salir embarazada por seguro que
debe tener el derecho a decidir si quiere un embarazo o no.
Si no, tiene que abstenerse del coito o usar un anticonceptivo
eficaz.

Por lo general, el médico te hablará de control de la

natalidad durante tu examen de posparto a las seis semanas. Es muy importante que vayas a esta cita y estés preparada con tus preguntas. Recuerda que el personal médico no te va a juzgar ni a ti ni a nadie.

Con gusto te darán información y ayuda. Es su trabajo y les gusta pensar que su trabajo sirve a los demás. De seguro que piensan que es preferible planear cuándo tener niños.

Numerosas opciones

Existen muchas clases de anticonceptivos. Toda persona tiene que considerar lo que hay y luego decidir lo que más le conviene, sea hombre o mujer. A quienes no les gusta tocarse los órganos genitales tal vez les convenga una clase que no tengan que insertarse ellas mismas. Ver las "sistémicos" a continuación.

Barreras: condones o preservativos, diafragmas, gorro cervical

Espermicidas: jalea, espuma, supositorios

Sistémicos: píldoras anticonceptivas, inyecciones de hormonas, implante anticonceptivo, parche, anillo vaginal

IUD: "intrauterine device", el nombre en inglés para aparato intrauterino (AIU)

Abstinencia: no tener relaciones sexuales vaginales, orales o anales

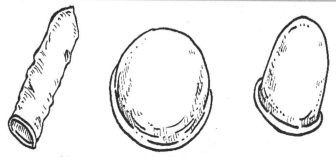

condón o preservativo, diafragma, gorro cervical

Varios anticonceptivos no requieren receta y se pueden comprar en cualquier botica o farmacia. Éstos incluyen jalea espermicida o espuma, condón o preservativo (tanto masculino como femenino) y supositorios. Todos matan la esperma o le impiden llegar al útero.

Estos métodos también ayudan en la prevención de las infecciones transmisibles sexualmente (STIs—"sexually transmitted infections"—en inglés). El condón o preservativo es lo mejor para esto pero otros productos matan algunos gérmenes.

Los espermicidas usados solos como anticonceptivos tienen una alta tasa de fracaso. Si se usan debidamente, la usuaria tiene un 4 por ciento de posibilidad de quedar embarazada el primer año. Pero con el uso típico, la tasa de fracaso aumenta al 26 por ciento. Si estás usando un espermicida (espuma, crema, supositorio, película), tu pareja también debe usar un condón o preservativo cada vez que tienen coito.

El hombre tiene que ponerse el condón o preservativo con sumo cuidado antes de todo contacto sexual con su pareja. Lo sentirá más cómodo y tendrá menos posibilidades de romperse si le deja un espacio como de una pulgada en la punta cuando se lo pone en el pene erecto.

El diafragma es una taza de caucho o hule moldeado que se coloca en la vagina para evitar que la esperma llegue al útero. Tienes que ver al médico para que te pongan el diafragma. Si usabas uno antes de tener a tu bebé, necesitas uno nuevo después porque el tamaño de tu cerviz o cuello del útero puede ser diferente ahora. Igual sucede con el gorro cervical.

El diafragma se usa con una jalea espermicida especial. La ventaja de este método de control de la natalidad es que no tiene o tiene muy pocos efectos secundarios. Se puede colocar en la vagina hasta varias horas antes del contacto sexual.

Importante: para que sea eficaz, el diafragma tiene que quedarse en la vagina de seis a ocho horas después del coito.

El nuevo anillo vaginal se mantiene en su lugar tres semanas. Contiene hormonas. Cuando te lo sacas tres semanas más tarde, lo botas y lo reemplazas con uno nuevo. Un anillo vaginal cuesta alrededor de $38 (todavía más barato que un embarazo).

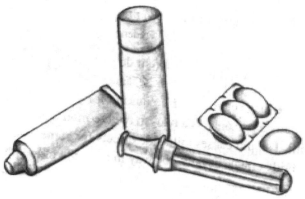

jalea anticonceptiva, espuma y supositorios

Los supositorios son unas pelotillas cerosas que se colocan en la vagina antes del contacto sexual. Se derriten con la temperatura del cuerpo y sueltan una sustancia que mata la esperma.

Un supositorio anticonceptivo es eficaz como unas seis horas. Si, tras seis horas, vas a tener coito otra vez, tienes que insertarte otro supositorio.

Los condones o preservativos, la espuma y la jalea a veces se dan gratuitamente en el departamento de salubridad de la localidad. Los efectos de la espuma y la jalea son temporales. Hay que usarlos antes o durante el contacto sexual.

La píldora anticonceptiva

Las píldoras anticonceptivas se obtienen fácilmente en consultorios médicos y clínicas. Los seguros y Medicaid pagan por estos servicios. La ventaja de la píldora es que no se tiene que usar al momento del coito. Sí tienes que asegurarte de tomar una todos los días.

*Si no tienes a alguien que te lo recuerde, olvídalo. Tyson
me lo recuerda. Nosotros nunca hablábamos de control de la
natalidad antes de mi embarazo. Yo no creía que me iba   a
pasar a mí – pero me pasó.*

Frederica, 16 – Jesse, 5 meses

La píldora anticonceptiva se
puede obtener en diferentes dosis.
Si la tomaste antes y no te gustó,
habla con tu proveedor de atención médica. Te puede sugerir
otra dosis.

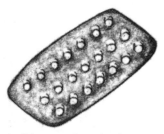

Por lo general, una persona
recibe suficientes píldoras para
seis meses. Ciertas mujeres sufren

píldora anticonceptiva

algunos efectos secundarios el
primer mes de tomar la píldora. Muy raramente dura más el
malestar.

Nota: La píldora no va a prevenir que salgas embarazada el primer mes que la tomas. Tampoco surte efecto si
estás tomando antibióticos. Si tienes relaciones sexuales
durante el primer mes o mientras tomes antibióticos, usa
otro anticonceptivo.

La píldora puede disminuir la cantidad de leche materna.
Si estás dando el pecho, habla con tu médico. Tal vez te
convendría usar otro anticonceptivo mientras
estás dando el pecho.

Aparato intrauterino (IUD en inglés)

El aparato intrauterino (IUD en inglés) es
un aparato plástico de aproximadamente una
pulgada de largo y puede ser de distintas formas. El médico lo inserta en el útero durante
un examen pélvico. Una vez en su lugar, se

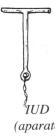

*IUD
(aparato
intrauterino)*

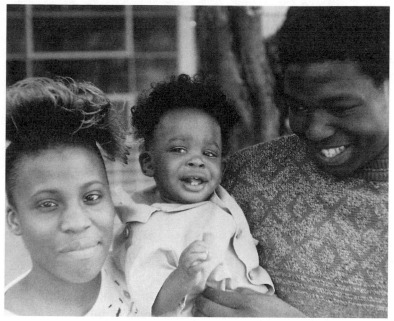

*Algunos aplazan el segundo embarazo
porque quieren más tiempo con su primera criatura.*

queda allí por varios años.

El IUD se recomienda únicamente para mujeres que han dado a luz y están en una relación con una sola persona. El riesgo de infección aumenta cuando se usa el IUD y se tienen distintas parejas.

Inyecciones

El medicamente inyectable, como Depo Provera, es una alternativa anticonceptiva distinta a los otros métodos. Te ponen una inyección que es 99 por ciento efectiva durante tres meses para la prevención de embarazo. Las ventajas de las inyecciones incluyen:

• No tienes que recordar nada todos los días.

• Es apropiada para quienes no pueden tomar la píldora.

• Las mujeres lactantes pueden ponerse la inyección

durante la visita de posparto a las seis semanas. Pero si vas a seguir dando el pecho, es mejor que optes por otro método anticonceptivo.

Si te decides por la inyección, asegúrate de hacer cita con el médico cada tres meses para volver a ponértela.

A Taisha le ponían la inyección de Depo-Provera, pero creo que se atrasó. El embarazo fue toda una sorpresa. Mi mamá me sentó y me habló. Me hizo entender que habría muchos canbios en mi vida.

Saunders, 17 – Trilby, 1 año

Parche e implante

El parche proporciona hormonas preventivas por la piel. Es de 11/2" x 11/2" y se deja en la piel siete días antes de quitarlo. Coloca un parche nuevo para la siguiente semana y vuelve a quitarlo. Coloca un tercer parche y quítalo en una semana. Haz esto el mismo día cada semana. Después tienes un período sin usar el parche. Cuando ese período termina, vuelves a empezar el proceso. Continúa todo esto hasta que quieras evitar un embarazo.

Otro método para planificación familiar es el implante. Se trata de una pequeña dosis de medicina anticonceptiva en cápsula. El médico inserta la cápsula bajo la piel de la parte superior del brazo de la paciente. No se ve.

Una vez colocado, suelta lenta-mente la medicina anticonceptiva. Esto sirve durante un año más o menos. Algunos pueden servir hasta cinco años. Puede ser que tu seguro pague el costo del implante.

Si quieres quitarte el implante, tu proveedor de atención médica lo puede hacer.

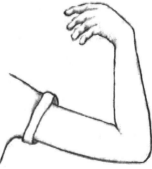

implante anticonceptivo

Anticonceptivo de urgencia

Si, a pesar de un buen plan, ocurre coito sin protección, el proveedor de atención médica puede proporcionarle a la mujer anticonceptivo de urgencia. Ciertos medicamentos evitan el embarazo si se toman dentro de 72 horas después del coito. Son 75 por ciento efectivos.

Las píldoras anticonceptivas de urgencia tienen ciertos efectos secundarios leves, pero mucho menos que el embarazo. El mejor plan es que el hombre siempre use un condón o preservativo y la mujer use otra forma de anticonceptivo.

Pero no te desesperes si ocurre lo inesperado. Para mayor información sobre un tipo de anticonceptivo de urgencia, llamar al 1.888.PREVEN 2 (1.888.773.8362).

Tal vez te convenga pedir a tu proveedor de atención médica una receta para anticonceptivo de urgencia para que lo tengas a mano si lo necesitas. En algunos estados se puede comprar en línea, www.NOT-2-LATE.com>

Prueba de embarazo

Si crees que estás embarazada, hazte una prueba inmediatamente. Las pruebas de embarazo se obtienen sin receta médica. Lee las instrucciones con cuidado porque todas no son iguales. Muchas mujeres creen que están embarazadas y no lo están. Dejan de usar protección y al mes siguiente conciben. Las pruebas de ovulación generalmente se encuentran al lado de las de embarazo en la farmacia. Ésas no te dicen si estás embarazada o no, así que para estar segura debes hacerte la prueba de embarazo.

Si no quieres salir otra vez embarazada enseguida, planea evitar el embarazo. Opta por no tener relaciones sexuales o, si las tienes, usa un método de control de la natalidad – siempre.

Enfermedades transmisibles sexualmente

Ten cuidado con las relaciones sexuales y asegúrate de que sabes lo que haces. Cuídate de veras. Si no usas

preservativo, mejor es que lo hagas. Hazte pruebas de SIDA
y asegúrate de que no tienes infecciones transmisibles sexual-
mente porque todas esas cosas pueden afectar a tu bebé.

Emilia, 17 – Sancia, 6 meses

Las personas sexualmente activas tienen que preocuparse
por las infecciones transmisibles sexualmente (STI en inglés).
Algunas de estas condiciones, como una infección de levadu-
ra, son simplemente molestosas. Otras tienen efectos de más
larga duración y necesitan tratamiento inmediato. El SIDA
(AIDS en inglés) causa la muerte.

Usar un condón o preservativo es muy eficaz para prevenir la transmisión de esas infecciones. Es aun mejor usar una
jalea espermicida en conjunto con el preservativo.

Aunque el riesgo es mayor con las relaciones vaginales y
anales, las enfermedades transmisibles sexualmente se pueden
pasar de una pareja a la otra por medio de relación oral. Una
presa dental, envoltura de plástico doméstico, o un preservativo partido, aplastado y sin lubricación durante las relaciones
sexuales orales dan cierta protección.

Recuerda que en lo que concierne a las infecciones transmisibles sexualmente, cuando se tiene el coito, tienes relaciones con toda otra persona con quien tu pareja haya tenido
relaciones sexuales. Si tu pareja pescó una infección de una
pareja anterior, él o ella te pueden pasar la enfermedad a ti.

Si alguna vez tienes alguno de los síntomas siguientes,
aunque no hayas tenido coito por algún tiempo, visita al
proveedor de atención médica o clínica:

- dolor al orinar (hombres y mujeres)
- flujo inusual del pene o la vagina
- dolor o picazón en los órganos genitales o sexuales
- chichones o bultos alrededor del área genital
- erupciones o ampollas en el área genital
- dolor en el pene, la vulva o la vagina

Vulva: el área sexual exterior femenina

Recuerda que casi todas las infecciones transmisibles sexualmente se pueden tratar sin efectos permanentes serios si el médico te ve temprano. Medicaid y los seguros privados pagan por este tipo de atención.

Las STIs se deben tratar en ambos miembros de la pareja. Defectos de nacimiento, prematuridad y muerte del feto pueden resultar del VIH (HIV en inglés), la sífilis y la gonorrea. Otras infecciones sin tratar también pueden contribuir a la prematuridad.

Los departamentos de salud pública son muy buenas fuentes de tratamiento gratis o a bajo costo para enfermedades transmisibles sexualmente.

SIDA – incurable enfermedad transmisible sexualmente

La única excepción a lo dicho anteriormente sobre tratamiento efectivo es el caso del SIDA (AIDS en inglés). SIDA es "síndrome de inmunodeficiencia adquirida". El virus del SIDA impide que el cuerpo resista las enfermedades. Una persona con SIDA puede morir de cualquier enfermedad, pero por lo general el cáncer o la pulmonía es la causa de la muerte.

No existen señas tempranas ni cura para esta enfermedad. A las personas con SIDA se les pueden atender los síntomas, y muchos viven hasta cinco años con tratamiento, pero no se pueden curar.

En un tiempo ciertas personas adquirieron SIDA por medio de transfusiones de sangre, pero esto es casi imposible hoy día porque existen mejores métodos de probar la sangre.

Hoy en día, la gente adquiere SIDA por:
- tener relaciones sexuales con una persona infectada.
- compartir agujas o jeringuillas con gente infectada que

usa drogas intravenosas.
- tener relaciones sexuales con alguien que comparte
  agujas con gente que usa drogas intravenosas.
- contagio de la madre antes de nacer.

Atención para ti y tu familia

Recuerda que mientras más parejas tienes, mayores son
las probabilidades de adquirir una infección transmisible
sexualmente. Piensa en otras maneras de tener una relación
amorosa. Demora las relaciones sexuales hasta que
conozcas bien a tu pareja. Dialoga sobre la protección para
no embarazarte antes de empezar la parte sexual de la
relación. Considera los riesgos de un embarazo y de las
infecciones transmisibles sexualmente que pueden tener tú
y tu pareja.

_Para la mitad de todas las parejas que tienen coito
sin protección una docena de veces, habrá embarazo._

La mejor protección contra las infecciones y un embarazo
inesperado es que los dos usen su propio método de protección. Cualquiera que sea el que emplee la mujer, el hombre
siempre debe usar un condón o preservativo para protegerse a
sí mismo y a su pareja de infecciones transmisibles
sexualmente.

La tasa de fracaso con preservativos usados solos es, el
primer año, 3 por ciento si se usa "perfectamente" y 14 por
ciento si se usa "típicamente". Para proteger a ambos de un
embarazo inesperado, la mujer siempre debe usar un método
anticonceptivo tal como la píldora, un implante
anticonceptivo o una inyección.

Tener otro bebé cuando tanto tú como tu pareja están
física, emocional y económicamente preparados es mejor para
tu hijo de ahora y tu familia futura. Está en tus manos y en las
de tu pareja. Y si a tu pareja no le interesa, _está en tus manos._

APÉNDICE

Acerca de las autoras

Jean Brunelli, PHN, ha trabajado con cientos de adolescentes embarazadas. Durante quince años ha enseñado salud prenatal y crianza en el Teen Parent Program ABC Unified School District, Cerritos, California.

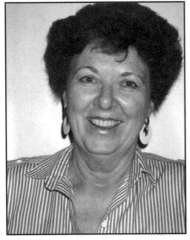

Enfermera escolar, durante diez años fue directora del Tracy Infant and Toddler Program for Children with Special Needs and Their Families. Jean es también miembro activo y oficial de la Infant Development Association of California.

Jean es graduada de Mt. St. Mary's College, Los Angeles. Ella y Mike tienen dos hijos adultos, una nieta y un nieto.

Jeanne Warren Lindsay es autora de diecisiete libros adicionales sobre embarazo entre adolescentes y crianza. También ha trabajado con cientos de jóvenes embarazadas y que crían a sus hijos. Desarrolló el Teen Parent Program en Tracy High School, Cerritos, California, y coordinó y enseñó en tal programa durante seis años. Siguió de consultora seis años más. En el presente, mantiene lazos con adolescentes por medio de entrevistas que hace para escribir sus libros.

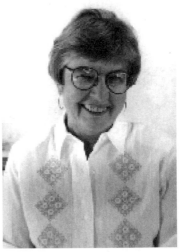

Ha recibido posgrados en antropología y ciencias de la familia y del consumidor. Ella y Bob tienen cinco hijos adultos y siete nietos.

BIBLIOGRAFÍA ANOTADA

La siguiente bibliografía, actualizada en 2003, contiene libros y otros recursos para adolescentes embarazadas y que crían a sus hijos y para quienes trabajan con ellas. Muchos de estos títulos tienen cuadernos de trabajo y otras formas de ayuda para el salón de clases.

Si el recurso se encuentra en Amazon o en otra librería en línea, sólo se menciona el nombre de la editorial. Si no, se dan la dirección y el número de teléfono de la editorial pero sólo la primera vez que se cita un recurso de tal editorial.

Si no puedes encontrar un determinado libro en tu librería, casi siempre lo puedes obtener directamente de la editorial. Incluye $3 por gastos de envío de cada libro. En las páginas 223-224 hay una hoja de pedidos para publicaciones de Morning   Glory Press.

Anasar, Eleanor. *"You and Your Baby: Playing and Learning Together." "You and Your Baby: A Special Relationship."* 2001. *"You and Your Baby: The Toddler Years."*2003. 32 págs. c/u. Versiones en inglés y en español. $2.65 c/u. Descuentos por cantidades grandes. The Corner Health Center, 47 North Huron Street, Ypsilanti, MI 48197. 734.484.3600.
Hermosísimas fotos de adolescentes con sus hijos cada dos páginas. Cada librito contiene información útil a un nivel de lectura sumamente fácil.

Arnoldi, Katherine. *The Amazing True Story of a Teenage Single Mom.* 1998. 176 págs. $16. Hyperion.
Escrito como experiencia de la vida real en formato de muñequitos, es la

historia de una mamá que tenía sueños pero enfrentaba muchos obstáculos para realizarlos.

Arthur, Shirley. **Surviving Teen Pregnancy: Your Choices, Dreams and Decisions.** 1996. 192 págs. $11.95. Guías del maestro/de estudio, $2.50/juego. Morning Glory Press, 6595 San Haroldo Way, Buena Park, CA 90620. 714.828.1998, 886.612.8254.
Ayuda a adolescentes embarazadas a entender sus opciones.Ofrece guía para aprender a tomar decisiones. Incluye capítulo sobre adopción.

Barr, Linda M.N., y Catherine Monserrat, Ph.D. **Teenage Pregnancy: A New Beginning.** Revisado 2002. 151 págs. Empaste en espiral. $18.95. Cuaderno de trabajo., $4.95. New Futures, Inc., 4919 Prospect NE, Albuquerque, NM 87110. 505.872.0164.
Libro de educación prenatal escrito especialmente para adolescentes embarazadas. La época de fertilidad desde la concepción hasta la maternidad/ paternidad temprana.

Beagalehole, Ruth. **Mama, listen! Raising a Child without Violence: A Handbook for Teen Parents.** 1998. 224 págs. $25. Curriculum Guide, $20. Ruth Beaglehole, 2126 Echo Park Ave., Los Angeles, CA 90026. 323.661.9123.
Un libro singular. Casi todo está escrito como en la voz de un párvulo, con explicaciones de lo que necesita de sus padres. Buena descripción de las necesidades emocionales de niños pequeños. Se recomienda una absoluta ausencia de violencia (no pegar ni dar nalgadas) por toda la obra.

Brinkley, Ginny, y Sherry Sampson. **Baby and Me: A Pregnancy Workbook for Young Women.** 1997. 44 págs. $3. ICEA, P.O.Box 20048. 951.854. 8660.
De fácil lectura. resumen del embarazo, parto y alumbramiento escrito especialmente para adolescentes. Lenguaje sencillo, ilustraciones de caricatura.

_____. Ilust. por Gail Spratt Cooper. **You and Your New Baby—A Book for Young Mothers.** En español: **Usted y su nuevo bebé.** 80 págs. $3. ICEA.
Guía sencilla y completa para atender al bebé. Escrito epecialmente para que se entienda fácilmente.

_____. **Young and Pregnant—A Book for You.** En español: **Joven y embarazada.** 1995. 73 págs. $3. ICEA.
Libro gratamente sencillo sobre atención prenatal para adolescentes. Información básica. También en versión condensada de 48 páginas, Promises: A Teen's Guide to Pregnancy, 1993. $2.

Coles, Robert. **The Youngest Parents: Teenage Pregnancy as It**

Shapes Lives. 2000. 224 págs. $19.95. W.W.Norton and Company, 800.223.4830.
Una obra absorbente que ofrece fascinantes entrevistas con jóvenes de ambos sexos, unas embarazadas, otros ya padres, porporciona otra dimensión a la realidad de la vida de padres adolescentes. Casi 100 páginas de magníficas fotos en blanco y negro.

Complete Teens Parenting Curriculum. 2002. Dos libros, cinco **Comprehensive Curriculum Notebooks** y un boletín trimestral para maestros; y, para estudiantes, seis libros y cuadernos de trabajo (**Teens Parenting** Series), ocho videos, cuatro juegos. $1085. Morning Glory Press. 888.612.8254.
Todo lo que hay que saber para enseñar a padres adolescentes a criar a sus hijos. Ver descripción de libros, juegos, videos de la Teens Parenting Series, págs. 217-219.

Eisenberg, Arlene, Heidi E. Murkoff y Sandee E. Hathaway, B.S.N. ***What to Expect When You're Expecting.*** 2002. 624 págs. $13.95. Workman Publishing.
Discusión sobre diagnosis prenatal, opciones para alumbramiento, segundo embarazo, gemelos, cesárea, sugerencias prácticas para enfrentar los síntomas del embarazo. Guías paso a paso desde dolores de parto hasta alumbramiento, atención de posparto, lactancia.

Fenwick, Elizabeth, et al. ***How Sex Works: A Clear, Comprehensive Guide for Teenages to Emotional, Physical, and Sexual Maturity.*** 1996. 96 págs. $9.95. Dorling Kindersley Pub., Inc. 877.342.5357.
Profusamente ilustrada guía de fácil lectura que trata de madurez emocional, física y sexual, escrita para adolescentes.

Goldbeg, Linda, Ginny Brinkley, Janice Kukar. ***Pregancy to Parenthood.*** 2001. 342 págs. $12.95. Avery Penguin Putnam. 800.548.5757.
Análisis, mes por mes, de cambios físicos de esperarse durante el embarazo; aspectos emocionales del embarazo y mucho más.

Guidance for the Journey: A Pregnancy Journal. 2000. CD, $100. Folleto, 2002, $6. Face to Face Health & Counseling Service, Inc., Doreen Williams, 1165 Arcade, St. Paul, MN 55105. 651.772.5555.
Programa para computadora con el cual se pueden producir diarios para el embarazo.

Harris, Robie H. Ilust. de Michael Emberley. ***It's Perfectly Normal: Changing Bodies, Growing Up, Sex and Sexual Health.*** 1996. 89 págs. $10.99. Candlewick Press.
Las ilustraciones son magníficas y dificultan seguir pensando en que el sexo es algo de lo que no hablamos con nuestros hijos.

Hatcher, Robert A., et al. *A Personal Guide to Managing Contraception.* 2000. 179 págs. $14.98. Bridging the Gap Communications. 706.265.3912.
Cubre de la manera más completa y médicamente correcta los distintos métodos anticonceptivos. Buen recurso para adolescentes.

Heart to Heart Program. Para información, Heart to Heart, Ounce of Prevention Fund, 122 South Michigan Avenue, Ste. 2050, Chicago, IL 60603. 312.922.3863.
Acercamiento innovador para prevenir el abuso sexual de menores enseñando a padres adolescentes cómo proteger a sus hijos. El programa se puede presentar en escuelas o programas comunitarios. Los presentadores participan en capacitación de dos días y compran la guía de currículo y facilitador.

Humenick, Sharon S. *Having a Baby.* 1997. 96 págs. $9.75. New Readers Press, Box 35888, Syracuse, NY 13235. 800.448.8878.
Guía breve sobre embarazo y alumbramiento. Muy fácil lectura. Buen resumen pero no muchos detalles.

It Takes Two: For Teen Parents. 1997. 1124 págs. Guía del maestro, $50; manual del estudiante, 26 págs., $6. Legacy Resource Group, P.O.Box 700, Carlisle, IA 50047. 515.989.3360.
Currículo para prevención de embarazo entre adolescentes, de cinco horas de duración. Urge a los participantes a examinar sus propios valores y sueños y a dialogar sobre cómo la paternidad/maternidad ha afectado esos sueños. Hace énfasis en la responsabilidad compartida entre hombres y mujeres.

Jacobs, Thomas A., et al. *What Are My Rights? 95 Questions and Answers about Teens and the Law.* 1997. 208 págs. $14.95. Free Spirit Publishing. 612.338.2068
Una guía sin adornos de las leyes que afectan a los adolescentes en casa, en la escuela, en el trabajo y en la comunidad.

Leach, Penelope. *Your Baby and Child from Birth to Age Five.* Revisado, 1997. 560 págs. $20. Alfred A. Knopf.
Un libro de absoluta belleza repleto de información, muchas fotos a color y hermosos dibujos. Guía comprensiva, autorizada y sumamente sensible para el cuidado y desarrollo de la criatura.

Lerman, Evelyn. *Safer Sex: The New Morality.* 2000. 240 págs. Rústica, $14.95; empastado, $21.95. Guía para líder adulto, $5. Guía para participante, $2.50. Morning Glory Press.
Valoración sincera del impacto que tienen las relaciones sexuales desprotegidas en las vidas de los adolescentes, así como estrategias probadas para

un cambio positivo. Magnífica guía para padres, maestros, clero, consejeros y todos quienes quieren a y se preocupan por los adolescentes en nuestro mundo de libre sexualidad en los medios de comunicación y nuestra pasión por mantener a los adolescentes alejados de esa sexualidad en el mundo real.

_____. *Teen Moms: The Pain and the Promise.* 1997. 192 págs. Rústica, $14.95; empastado, $21.95. Cuaderno de trabajo, G.M., $2.50 c/u. Guía para líder adulto, $5. Guía para participante, $2.50. Morning Glory Press.
Testimonio de madres adolescentes e investigaciones instructivas. Especialmente útil para mienbros de directorios y otros que no saben mucho sobre la realidad de la vida de los adolescntes. Buen material de fondo para personas que trabajan en la prevención de embarazos entre adolescentes.

Lieberman, E. James, M.D. y Karen Lieberman Troccoli, M.P.H. *Like It Is: A Teen Sex Guide.* 1998. 216 págs. $25. McFarland and Co.
Libro excelente para madres/padres adolescentes (en realidad, para todos). Descirbe métodos anticonceptivos, a partir de la abstinencia, y el riesgo asociado con cada uno de ellos. Información sin predisposiciones sobre opciones para el embarazo.

Lindsay, Jeanne Warren. *The Challenge of Toddlers* y *Your Baby's First Year* (*Teens Parenting* **Series**). 2004. 224 págs. c/u. Rústica, $12.95 c/u; empastado, $18.95 c/u. Cuadernos de trabajo, $2.50 c/u. Morning Glory Press. 888.612.8254.
Libros prácticos especialmente para madres/padres adolescentes. Muchas citas de adolescentes que comparten sus experiencias. Juegos de tablero ($29.95 c/u), uno para cada uno de estos títulos, dan refuerzo al aprendizaje. También hay disponible una serie de 4 videos, Your Baby's First Year. Para detallada guía del maestro, ver Challenge of Toddlers Comprehensive Curriculum Notebook y Nurturing Your Newborn/Your Baby's First Year Comprehensive Curriculum Notebook, a continuación.

_____. Cinco ***Comprehensive Curriculum Notebooks*** for ***Teens Parenting*** **Series**:
Your Pregnancy and Newborn Journey; Nurturing Your Newborn/Your Baby's First Year; The Challenge of Toddlers; Discipline from Birth to Three; Teen Dads. *2002. 175-190 págs. cuadernos de hojas sueltas. $125 c/u; 5/$500. Morning Glory. Cada cuaderno contiene, para cada capítulo del libro, objetivos, recursos suplementarios, sugerencias para maestros, lista de actividades de grupo y estudio independiente, actividades que se pueden reproducir, volantes con listas de puntos salientes del capítulo, prueba, clave de respuestas y respuestas sugeridas para todas las tareas del cuaderno de trabajo.*

_____. ***Do I Have a Daddy? A Story About a Single-Parent Child.***

2000. 48 págs. Rústica, $7.95; empastado, $14.95. Guía de estudio
gratis. Morning Glory Press.
*Un libro hermoso con fotos a todo color para el niño o la niño que nunca
ha conocido a su papá. Una sección especial de 16 páginas da sugerencias
a madres solteras.*

_____. ***Pregnant? Adoption is an Option.*** 1996. 224 págs. $11.95.
Guía del maestro, guía de estudio, $2.50 c/u. Morning Glory Press.
*Padres naturales comparten sus historias de difícil planificación respon-
sable. No "aboga por" la adopción sino que sugiere planificar y tomar decisiones deliberadamente. Hace énfasis en adopción abierta y el papel de los
padres naturales en la selección de padres adoptivos.*

_____. ***Teen Dads: Rights, Responsibilities and Joys*** (***Teens Par-
enting Series***). 2001. 224 págs. $12.95. Guía del maestro, cuaderno
de trabajo, $2.50 c/u. Morning Glory Press.
*Libro práctico especialmente para papás adolescentes. Sugerencias para la
crianza desde la concepción hasta los 3 años de la criatura. Muchas citas y
fotos de papás adolescentes. Para información detallada para la enseñanza,
ver Teen Dads Comprehensive Curriculum Notebook en la página anterior.*

_____. ***Teenage Couples – Caring, Commitment and Change:
How to Build a Relationship that Lasts.*** Teenage Couples—Coping
with Reality: Dealing with Money, In-laws, Babies and Other Details
of Daily Life. 1995. 208, 192 págs. Rústica, $9.95 c/u; empastado,
$15.95 c/u; cuadernos de trabajo, $2.50 c/u; guía de currículo, $19.95.
Morning Glory Press.
*La serie cubre tópicos importantes: comunicación, manejar las controver-
sias, mantener viva la llama amorosa, relaciones sexuales, celos, adicción
a alcohol y drogas, maltrato doméstico y divorcio; y también da detalles
prácticos de la vida. Muchas citas de parejas de adolescentes.*

_____. ***Your Pregnancy and Newborn Journey Comprehensive
Curriculum Notebook.*** Morning Glory Press.
*También disponibles dos juegos elaborados por Diane Smallwood: Preg-
nancy and Newborn Journey Board Game ($29.95) y Two-in-One Pregnancy
Bingo ($19.95). Magníficos recursos para aprender y repasar.*

_____. y Jean Brunelli. ***Nurturing Your Newborn: Young Parent's
Guide to Baby's First Month.*** (***Teens Parenting Series***) 1999. 64
págs. $6.95. (En español: Crianza del recién nacido: Guía para el
primer mes.) Morning Glory Press.
*Enfoca el período del posparto. Ideal para madres/padres adolescentes
después del alumbramiento. Para mayor ayuda en enseñanza, ver Nurturing
Your Newborn/Your Baby's First Year Comprehensive Curriculum Notebook,
en pág. 217.*

_____ y Sharon Enright. Books, *Babies and School-Age Parents: How to Help Pregnant and Parenting Teens Succeed.* 1997. 288 págs. $14.95. Morning Glory Press.
Para entender asuntos especiales de madres/padres adolescentes y trabajar más eficazmente con esta población especial.

_____ y Sally McCullough. *Discipline from Birth to Three.* 2004. 208 págs. Rústica, $12.95; empastado, $18.95. Morning Glory Press.
Da a madres/padres adolescentes guías para ayudar a prevenir problemas de disciplina con los niños y cómo enfrentar problemas cuando se presentan. Para detalles sobre ayuda para la enseñanza, ver Discipline from Birth to Three Comprehensive Curriculum Notes, pág. 217.

Maraceck, Mary. *Breaking Free from Partner Abuse.* 1999. 96 págs, $8.95. Descuento por cantidades grandes. Morning Glory Press.
Hermosa edición ilustrada por Jami Moffett. El mensaje de fondo es que quien lo lee no merece el maltrato. De escritura sencilla. Puede ayudar a una joven a escapar de una relación abusiva.

Morris, Jon. *ROAD to Fatherhood: How to Help Young Dads Become Loving and Responsible Parents.* 2002. 208 págs. $14.95. Morning Glory Press.
Muestra las numerosas necesidades de los papás jóvenes a través de sus propias palabras junto con estrategias para ayudarlos a enfrentar sus singulares retos individuales. También una excelente guía para empezar o extender un programa para padres jóvenes.

Nykiel, Connie. *After the Loss of Your Baby – For Teen Mothers.* 1994. 19 págs. $4.50 prepagados. Edición en español: Después de la Pérdida de tu Bebé: Para Madres Adolescentes. Centering Corp., 7230 Maple St., Omaha, NE 68134. 402.553.1200.
Un recurso de incalculable valor. Bellamente escrito para ayudar a los/las jóvenes durante el doloroso momento de la pérdida de un bebé, sea por aborto natural, porque nace muerto, SIDS u otra causa de fallecimiento.

Pollock, Sudie. *Moving On: Finding Information You Need for Living on Your Own.* 2001. 112 págs. $4.95. 25/$75. Morning Glory Press.
Guía con espacios que llenar a fin de ayudar a jóvenes a buscar información acerca de lo que necesitan para vivir en la comunidad aparte de la casa de la familia.

_____. *Will the Dollars Stretch? Teen Parents Living on Their Own.* 2001. 112 págs. $7.95. Guía del maestro, $2.50. Morning Glory.
Cinco breves relatos sobre adolescentes que se mudan por su propia cuenta. Con su lectura, se darán cuenta de la pobreza que sufren esas personas adolescentes—al girar los cheques y mantener equilibrada la cuenta.

Parents as Teachers National Center, Inc. 10276 Corporate Square Drive, Ste. 230, St. Louis, MO 63132. 314.432.4330.

PAT es un centro de educación para padres de temprana infancia y programa de apoyo a la familia diseñado para que los padres se atribuyan el poder de dar a sus hijos lo mejor para empezar la vida. "Issues in Working with Teen Parents" es especial para profesionales que trabajan con madres/padres adolescentes y sus hijos pequeños.

Porter, Connie. *Imani All Mine.* 1999. 218 págs. $12. Houghton Mifflin.

Magnífica novela sobre una madre adolescente, de raza negra, que habita en un ghetto donde la pobreza, el racismo y el peligro están siempre frente a una persona..

Reynolds, Marilyn. **True-to-Life Series from Hamilton High:** *Detour for Emmy. Telling. Too Soon for Jeff. Beyond Dreams. Baby Help. But What About Me? Love Rules. If You Loved Me.* 1993-2001. 160-256 págs. Rústica, $8.95 (Love Rules, $9.95). La True to Life Series Teaching Guide (1996, 144 págs., $21.95) cubre los cuatro primeros títulos. Para los otros cuatro hay guías separadas, $2.50 c/u. Morning Glory Press.

Absorbentes relatos que tratan de la situación que enfrentan los adolescentes. Se comienza con Detour for Emmy, novela premiada, acerca de una madre de 15 años. Los estudiantes que leen una de las novelas de Reynolds por lo general piden más. Los tópicos incluyen maltrato doméstico, violación por parte de conocidos, padres adolescentes reacios, abuso sexual, accidente mortal, abstinencia, homofobia, fracaso escolar.

Wiggins, Pamela K. *Why Should I Nurse My Baby?* 1998. 58 págs. $5.95. Noodle Soup, 4614 Prospect Avenue, #328, Cleveland, OH 44103. 216.881.5151.

De fácil lectura, una descripción muy completa de la lactancia. Formato de preguntas y respuestas. Averiguar en la misma fuente sobre los panfletos de Babies First.

Wolff, Virginia E. *Make Lemonade.* 2003. 208 págs. $5.95. Scholastic.

Magnífica novela sobre una adolescente que reside en uno de los multifamiliares pobres ("projects") y se emplea como niñera para una madre adolescente; eventualmente la madre vuelve a la escuela, sus niños van a una guardería y su vida se encarrila otra vez.

ÍNDICE

	Precio	Total
_ *Teens Parenting Curriculum completo*	$1108.00	_____

Uno de cada uno – Cinco Comprehensive Curriculum Notebooks

más 8 libros, 6 cuadernos de ejercicios, 8 videos, 4 juegos

(todo en este pág.)

Compre un texto y un cuaderno de trabajo para cada estudiante.

Comuníquese con nosotros para generosos descuentos por cantidade**

Recursos para maestros de padres/madres adolescentes/consejeros

_ *Books, Babies and School-Age Parents*	14.95	_____
_ *ROAD to Fatherhood*	14.95	_____

Resources for Teen Parents:

_ *Tu embarazo y el nacimiento de tu bebé*		
_ *Your Pregnancy and Newborn Journey*	12.95	_____
_ **PNJ Curriculum Notebook**	125.00	_____
_ **PNJ Board Game**	29.95	_____
_ **Pregnancy Two-in-One Bingo**	19.95	_____
_ **Crianza del recién nacido**	7.95	_____
_ *Nurturing Your Newborn*	7.95	_____
_ *El primer año de tu bebé*	12.95	_____
_ *Your Baby's First Year*	12.95	_____
_ *BFY/NN Curriculum Notebook*	125.00	_____
_ **Serie de cuatro videos– Baby's First Year Series**	195.00	_____
_ **Baby's First Year Board Game**	29.95	_____
_ *Discipline from Birth to Three*	12.95	_____
_ *Discipline Curriculum Notebook*	25.00	_____
_ **Los cuatro videos – Discipline Birth to Three Series**	195.00	_____
_ *The Challenge of Toddlers*	12.95	_____
_ *CT Curriculum Notebook*	125.00	_____
_ **Challenge of Toddlers Board Game**	29.95	_____
_ *Teen Dads: Rights, Responsibilities and Joys*	12.95	_____
_ *Teen Dads Curriculum Notebook*	125.00	_____

SUBTOTAL (Llevar a parte superior página siguiente) _____

SUBTOTAL DE PÁGINA ANTERIOR _____

Más recursos para madres/padres adolescentes

Los siguientes libros NO se incluyen en Teens Parenting Curriculum completo:

__ *Moving On*	4.95	_____
__ *Will the Dollars Stretch?*	7.95	_____
__ *Do I Have a Daddy?* Encuadernado	14.95	_____
__ *Pregnant? Adoption Is an Option*	11.95	_____
__ *Surviving Teen Pregnancy*	11.95	_____
__ *Safer Sex: The New Morality*	14.95	_____
__ *Teen Moms: The Pain and the Promise*	14.95	_____
__ *Teenage Couples: Caring, Commitment and Change*	9.95	_____
— *Teenage Couples: Coping with Reality*	9.95	_____

Novelas por Marilyn Reynolds:

__ *Love Rules*	9.95	_____
__ *If You Loved Me*	8.95	_____
__ *Baby Help*	8.95	_____
__ *But What About Me?*	8.95	_____
__ *Too Soon for Jeff*	8.95	_____
__ *Detour for Emmy*	8.95	_____
__ *Telling*	8.95	_____
__ *Beyond Dreams*	8.95	_____

TOTAL _____

Adjuntar envío: 10% del total—mínimo $3.50; 20% en Canadá

Residentes de California, adjuntar 7.75% por impuesto de venta _____

TOTAL _____

Preguntar sobre descuentos por cantidad para guías de maestro y estudiante.

Se requiere prepago. Se aceptan pedidos de compra de escuelas/bibliotecas.

A falta de satisfacción, devolver en lapso de 15 días para reembolso.

NOMBRE _____

TELÉFONO_____# de orden de pedidos_____

DIRECCIÓN _____